Christopher Migoha
Eliangiringa Kaale
G. Kagashe

Desenvolvimento da formulação de comprimidos revestidos entéricos genéricos de omeprazol

Christopher Migoha
Eliangiringa Kaale
G. Kagashe

Desenvolvimento da formulação de comprimidos revestidos entéricos genéricos de omeprazol

ScienciaScripts

Imprint
Any brand names and product names mentioned in this book are subject to trademark, brand or patent protection and are trademarks or registered trademarks of their respective holders. The use of brand names, product names, common names, trade names, product descriptions etc. even without a particular marking in this work is in no way to be construed to mean that such names may be regarded as unrestricted in respect of trademark and brand protection legislation and could thus be used by anyone.

Cover image: www.ingimage.com

This book is a translation from the original published under ISBN 978-3-659-77321-1.

Publisher:
Sciencia Scripts
is a trademark of
Dodo Books Indian Ocean Ltd. and OmniScriptum S.R.L publishing group

120 High Road, East Finchley, London, N2 9ED, United Kingdom
Str. Armeneasca 28/1, office 1, Chisinau MD-2012, Republic of Moldova, Europe
Printed at: see last page
ISBN: 978-620-8-07278-0

RECONHECIMENTO

Muitas pessoas contribuíram de várias formas para este estudo. De um modo geral, estou grato a todos os que, de uma forma ou de outra, trabalharam nos bastidores para que este trabalho fosse um êxito. Agradeço a Deus que me manteve forte durante todo o meu estudo. Gostaria também de expressar a minha gratidão à Tanzania Food and Drugs Authority (TFDA) pelo apoio financeiro que me permitiu concluir este programa de curso.

Dr. E.A Kaale e ao Prof. Dr. G. Kagashe pela sua dedicação e orientação incansável durante todo o tempo em que concluíram esta investigação e escreveram a dissertação. Agradeço-vos por todos os vossos conselhos técnicos e encorajamento.

Gostaria de agradecer ao Sr. Gerald Sambu, Analista no Laboratório TFDA, ao Sr. Mhando Maro, à Sra. Ruth e à Betha pelo seu valioso apoio durante todo o período da experiência (Formulação e Análise), aos meus colegas do Mestrado em Ciências, Farmácia Industrial Kaushik Valambia e do Controlo de Qualidade e Garantia de Qualidade, Yovin Mgoyela, Fedrick Luyangi e Makala Mzinza pela sua contribuição e boa cooperação durante todo o curso.

DEDICAÇÃO

Dedico esta dissertação à minha mulher, Flora Maro Migoha, e aos meus pais, Mzee Oswald e Mama Alfreda David Migoha, por terem encorajado e tolerado a minha ausência durante os meus estudos.

RESUMO

Os sistemas orais de administração de fármacos específicos de cada local atraíram recentemente um grande interesse para o tratamento local de doenças intestinais e para melhorar a absorção sistémica de fármacos que são instáveis no estômago. No entanto, o microambiente no trato gastrointestinal e os diferentes mecanismos de absorção causam geralmente obstáculos aos cientistas da formulação na formulação e otimização da administração oral de fármacos.

O estudo teve como objetivo desenvolver e otimizar o processo de revestimento entérico de comprimidos de Omeprazol; o revestimento formado deve ser resistente à dissolução em meios ácidos e dissolver-se rapidamente em meios neutros/alcalinos, de modo a libertar o fármaco no intestino delgado.

O estudo começou com estudos de pré-formulação, seguidos de ensaios de formulação e otimização através do Design of Experiment (DOE). Tratou-se de um desenho experimental em que foram preparados diferentes núcleos de comprimidos de Omeprazol Magnésio e os melhores comprimidos foram selecionados para posterior revestimento entérico. O revestimento selado foi então aplicado utilizando opadry para obter um certo aumento de peso e para proteger o Omeprazol de ser afetado pelos polímeros de revestimento. O revestimento entérico foi efectuado utilizando o polímero de revestimento Kollicoat MAE e para obter um determinado aumento de peso. A desintegração foi efectuada em todos os meios. Foi efectuada uma análise in vitro dos comprimidos revestidos desenvolvidos e os resultados da desintegração foram registados para avaliar a integridade do comprimido.

Os parâmetros do processo, tais como a temperatura do ar de entrada e de saída, o volume de ar, o diâmetro do bico, a pressão de atomização, a taxa de pulverização e o nível de revestimento foram monitorizados durante o processo de revestimento.

Os resultados mostram que o omeprazol magnésio tem boas propriedades de fluidez e compressibilidade (BD 0,4g/ml, TD 0,485g/ml, Índice de Carr 17,5%, Rácio de Hauser 1,2 e tempo de análise por peneiração 5 minutos). Não se verificou qualquer interação significativa entre o fármaco e o excipiente, exceto a alteração da cor nas três condições da mistura de omeprazol e aerosil 200. A perda de teor de humidade na secagem nas três condições não foi constante e as alterações foram atribuídas ao ambiente circundante durante o tempo de ensaio. Foram observadas alterações nos espectros de absorção na mistura de omeprazol e aerossil de água apenas na região visível de 350 - 2500nm. O omeprazol magnésio sozinho e com todos os excipientes não mostrou alterações significativas na concentração de omeprazol durante um período de 30 dias. A formulação de omeprazol magnésio está em conformidade com as normas USP no que respeita à finura, fluidez e compressibilidade, podendo ser utilizados outros excipientes na formulação.

Tanto para os comprimidos com núcleo como para os comprimidos revestidos produzidos, os resultados estavam dentro dos limites aceitáveis, ou seja, diâmetro, espessura, friabilidade, dureza, uniformidade de peso, doseamento e tempo de desintegração. Tanto o sub-revestimento como o revestimento entérico revelaram um aumento de peso de 3 a 4%. Para os comprimidos revestidos, o teste de desintegração foi realizado em dois meios; em meio ácido 0,1N HC1 durante 2 horas, os resultados mostraram que havia poucas fissuras e pouco inchaço, mas não foram libertados medicamentos. Em meio alcalino (tampão de fosfato pH 6,8), os comprimidos foram absorvidos e completamente dissolvidos no espaço de uma hora. Além disso, os comprimidos formulados optimizados foram comparados com Losec Mups 20mg e ambos os comprimidos apresentaram excelentes semelhanças com o produto comercializado no que diz respeito ao conteúdo do medicamento, tempo de desintegração e libertação do medicamento.

Conclusão: foi desenvolvido, optimizado e testado um processo de revestimento entérico simples e excelente, com potencial para ser transferido para as indústrias locais.

PALAVRAS-CHAVE: Omeprazol magnésio, revestimento entérico, comprimidos, Kollicoat MAE.

LISTA DE ABREVIATURAS

BP – British Pharmacopeia

CAP – Cellulose Acetate Phthalate

CAT – Cellulose Acetate Trimellitate

CI – Carr`s Index

CMC – Carboxymethyl Methylcellulose

DOE – Design of Experiment

DR – Delayed release

EC – Enteric Coated

FBD – Fluidized Bed Drier

FDA – Food and Drugs Administration

GI – Gastrointestinal

GERD – Gastro Esophageal Reflux disease

GMP – Good Manufacturing Practices

HR – Hausner Ratio

HCl – Hydrochloric Acid

HPLC – High Performance Liquid Chromatography

HPMCP – Hydroxy Propyl Methy Cellulose Phthalate

ICH – International Conference on Harmonization

IR – Infra Red

Lab – Laboratory

MUHAS – Muhimbili University of Health and Allied Sciences

NSAID`s – Non Steroidal Anti-Inflammatory Drugs

PPI – Proton Pump Inhibitors

PVP – Polyvinyl Pyrrolidine

PVAP – Polyvinyl Acetate Phthalate

RH – Relative Humidity

R & D – Research and Development

TFDA – Tanzania Food and Drugs Authority

SA – Sieve Analysis

SLS – Sodium Laurly Sulphate

USP – United States Pharmacopoeia

V_0 – Initial Volume

V_f – Final Volume

W – Weighed Quantity of powder

WHO – World Health Organization

ÍNDICE DE CONTEÚDOS:

CAPÍTULO 1

1.1 Introdução

O omeprazol, 5-metoxi-2(((4-metoxi-3,5-dimetil-2-piridinil)metil)sulfinil)- lH-benzimidazol, é um potente inibidor da secreção ácida gástrica. Apresenta uma potente ação inibidora da secreção de suco gástrico e é utilizado no tratamento de úlceras duodenais e gástricas f[1]]. No entanto, o omeprazol é suscetível de ser degradado/transformado em meios neurais e de reação ácida [1].

A degradação in vitro do omeprazol é catalisada por compostos ácidos e é estabilizada em misturas com compostos alcalinos. A estabilidade do omeprazol é também afetada pela humidade e por solventes orgânicos. A partir dos dados dos estudos de estabilidade do omeprazol, é óbvio que uma forma de dosagem oral deve ser protegida do contacto com o suco gástrico ácido para chegar ao intestino delgado sem degradação [ ].

Estudos farmacológicos em humanos mostraram que a taxa de libertação do omeprazol a partir da forma de dosagem sólida pode influenciar a extensão total da absorção do omeprazol na circulação geral [2]. Uma forma de dosagem totalmente biodisponível de omeprazol deve libertar rapidamente o fármaco ativo na parte proximal do canal gastrointestinal [2].

Deve ser desenvolvida a forma de dosagem farmacêutica com a propriedade de proteger o omeprazol do contacto com o ácido gástrico, ou seja, o núcleo. O núcleo deve ter revestimento entérico. O núcleo desenvolvido deve ser de natureza alcalina, uma vez que a maioria dos compostos ácidos disponíveis não favorece a estabilidade do omeprazol [2].

Pode considerar-se a utilização de polímeros de revestimento como o Eudragit L 30, o ftalato de hidroxilpropilmetilcelulose, o ftalato de acetato de celulose e o acril AZE para obter um aumento de peso de 5%. Isto deve-se ao facto de permitirem a dissolução do revestimento e do fármaco ativo contido no núcleo uma vez na parte proximal do intestino delgado. Também permitem alguma difusão da água do ácido gástrico através deles para os núcleos, no momento em que a forma de dosagem reside no estômago antes de ser esvaziada no intestino delgado [,[34]].

Espera-se que a água difundida do suco gástrico dissolva partes do núcleo na proximidade da camada de revestimento entérico e forme uma solução alcalina na forma de dosagem revestida. Espera-se que a solução alcalina interfira com o revestimento entérico e acabe por o dissolver[4].

1.2 Declaração do problema

Nos últimos anos, o omeprazol tem sido amplamente utilizado como bloqueador da secreção ácida gástrica e inibe seletivamente a bomba de protões na mucosa gástrica [[5]]T O omeprazol é um potente inibidor da secreção ácida gástrica. Apresenta uma potente ação inibidora da secreção de suco gástrico e é utilizado no tratamento de úlceras duodenais e gástricas. No entanto, o omeprazol é suscetível de degradação/transformação em meios neutros e de reação ácida. Uma forma de dosagem farmacêutica capaz de proteger o omeprazol do contacto com o ácido gástrico seria um desenvolvimento útil no tratamento das úlceras pépticas. Apesar da sua importância como agente terapêutico e da sua conhecida instabilidade, o omeprazol e as suas formulações foram objeto de muito poucas investigações de estabilidade publicadas até à data [6,7].

1.3 Objetivo do estudo

1.3.1 Objetivo principal

O estudo visava desenvolver o revestimento entérico que impediria a degradação do omeprazol em meios ácidos através da aplicação de várias soluções de revestimento entérico em comprimidos de omeprazol sub-revestidos, facilitando assim a libertação do omeprazol no intestino delgado para ação. Espera-se que o estudo aborde questões relacionadas com o desenvolvimento da formulação de comprimidos de omeprazol (desde estudos de pré-formulação e preparação de comprimidos com revestimento entérico), de modo a produzir comprimidos de omeprazol estáveis que possam ser produzidos por uma das indústrias farmacêuticas locais na Tanzânia.

1.3.2 Objectivos específicos

- Efetuar testes de compatibilidade química entre o omeprazol, os potenciais excipientes e os polímeros de revestimento.
- Desenvolver uma solução de revestimento que proteja os comprimidos de omeprazol da degradação pelo ácido gástrico e liberte o fármaco ativo no intestino delgado.
- Desenvolver e otimizar o processo de revestimento que formaria um bom material de revestimento para proteção e libertação do produto

1.4 Hipótese

O estudo foi efectuado com base na seguinte hipótese

H_o - A formulação de comprimidos com revestimento entérico resultará numa formulação estável que protegerá o omeprazol da degradação do ácido gástrico e libertará o medicamento no local pretendido.

1.5 Âmbito do estudo

Embora existam formas de dosagem disponíveis de Omeprazol, como cápsulas e injectáveis, que são caras, afectando a acessibilidade e, consequentemente, a adesão, era bom formular uma forma de dosagem que fosse barata, de modo a aumentar a adesão dos doentes à medicação. Existem algumas vantagens em desenvolver comprimidos em comparação com cápsulas porque os comprimidos são os melhores em termos de absorção, material, resultados e outros factores, tais como custos mais baixos, o que inclui menos despesas no fabrico de comprimidos em comparação com outras formas, estabilidade do prazo de validade e retenção da sua potência, permite que o fabrico embale a maior quantidade de material num determinado espaço, bem como é oferecido na mais vasta gama de tamanhos e formas[8] .

1.6 Importância do estudo

O investigador decidiu selecionar este tópico porque o desenvolvimento da formulação é a área mais problemática que tem sido experimentada durante a avaliação da documentação do pedido de registo de medicamentos na Tanzânia. Além disso, o investigador acreditava que, após a conclusão deste estudo, reforçaria a sua compreensão dos produtos farmacêuticos e do seu processo de fabrico, uma vez que é avaliador da informação técnica do produto (dossier) e inspetor das boas práticas de fabrico (BPF).

Estes conhecimentos proporcionarão uma compreensão científica para apoiar as especificações estabelecidas e os controlos de fabrico e melhorarão os conhecimentos avançados relativos ao desempenho do produto numa gama mais vasta de atributos materiais, opções de processo e parâmetros de processo.

CAPÍTULO 2

2.0 REVISÃO DA LITERATURA

2.1 Úlceras pépticas

2.1.1 Etiologia

Uma úlcera péptica, dependendo da posição da úlcera, é um buraco no revestimento intestinal do estômago, duodeno ou esófago. A úlcera péptica do estômago chama-se úlcera gástrica; a do duodeno, úlcera duodenal; e a do esófago, úlcera esofágica [9]. Uma úlcera ocorre quando o revestimento destes órgãos é corroído pelos sucos digestivos ácidos que são segregados pelas células do estômago. A úlcera péptica é uma doença comum que afecta milhões de americanos todos os anos [10]. O custo médico do tratamento da úlcera péptica e das suas complicações ascende a milhares de milhões de dólares por ano [10]. Os recentes avanços médicos aumentaram a nossa compreensão da formação da úlcera. Estão agora disponíveis opções de tratamento melhoradas e alargadas [10].

As causas da úlcera incluem o excesso de ácido, a infeção do estômago por uma bactéria chamada "*Helicobacter pyloricus*" e a utilização crónica de medicamentos anti-inflamatórios, normalmente designados por AINE (anti-inflamatórios não esteróides). O consumo de cigarros é também uma causa importante da formação de úlceras e do insucesso do tratamento das mesmas [10].

A fisiopatologia da doença ácido-péptica pode ser considerada como um desequilíbrio entre os factores agressivos (ácido, pepsina, infeção por *H.pylori*) e as defesas locais da mucosa - a secreção de bicarbonato, muco e prostaglandinas[1] . Existem três formas de provocar a secreção de ácido parietal, incluindo a estimulação neutra através do nervo vago, a estimulação endócrina através da gastrina libertada pelas células G antrais e a estimulação parácrina através da libertação local de histamina das células enterocromafins (ECL)f[11].

A bactéria H. pylori é muito comum, infectando mais de mil milhões de pessoas em todo o mundo. Estima-se que metade da população dos Estados Unidos com mais de 60 anos tenha sido infetada com *H. pylori.* A infeção persiste normalmente durante muitos anos, conduzindo à doença ulcerosa em 10% a 15% das pessoas infectadas. *A H. pylori* encontra-se em mais de 80% dos doentes com úlceras gástricas e duodenais [ ]. Embora o mecanismo pelo qual *a H. pylori* causa úlceras não seja bem compreendido, a eliminação destas bactérias através de antibióticos demonstrou claramente curar as úlceras e prevenir a sua recorrência [11].

O consumo de cigarros não só provoca a formação de úlceras, como também aumenta o risco de complicações da úlcera, como a hemorragia, a obstrução e a perfuração do estômago. O consumo de cigarros é também uma das principais causas de insucesso do tratamento medicamentoso da úlcera [11].

Contrariamente à crença popular, o álcool, o café, as colas, os alimentos

condimentados e a cafeína não têm um papel comprovado na formação de úlceras. Da mesma forma, não há provas conclusivas que sugiram que o stress da vida ou os tipos de personalidade contribuam para a doença ulcerosa [11].
Os sintomas da doença ulcerosa são variáveis. Muitos doentes com úlcera têm uma indigestão mínima ou não sentem qualquer desconforto. Alguns referem ardor na parte superior do abdómen ou dor de fome uma a três horas após as refeições e a meio da noite. Estes sintomas de dor são frequentemente aliviados de imediato com alimentos ou antiácidos. A dor da doença ulcerosa está pouco relacionada com a presença ou a gravidade da ulceração ativa. Alguns doentes têm dores persistentes mesmo depois de a úlcera estar completamente curada com medicação. Outros não sentem qualquer dor, mesmo que as úlceras regressem. Muitas vezes, as úlceras surgem e desaparecem espontaneamente sem que o indivíduo se aperceba, a menos que ocorra uma complicação grave (como hemorragia ou perfuração) [11].

2.1.2 Diagnóstico

O diagnóstico de uma úlcera é efectuado através de uma radiografia do trato gastrointestinal superior com bário ou de uma endoscopia digestiva alta (EGD-esophagogastroduodenoscopy). A radiografia do trato gastrointestinal superior com bário é fácil de realizar e não envolve qualquer risco ou desconforto. O bário é uma substância calcária administrada por via oral. O bário é visível na radiografia e delineia o estômago na película de raios X. No entanto, as radiografias com bário são menos precisas e podem não detetar úlceras até 20% das vezes [11]
A endoscopia superior é mais precisa, mas envolve a sedação do doente e a inserção de um tubo flexível através da boca para inspecionar o estômago, o esófago e o duodeno. A endoscopia digestiva alta tem a vantagem adicional de permitir a remoção de pequenas amostras de tecido (biópsias) para testar a infeção por H. pylori. As biópsias também podem ser examinadas ao microscópio para excluir a presença de cancro. Embora praticamente todas as úlceras duodenais sejam benignas, as úlceras gástricas podem ocasionalmente ser cancerosas. Por conseguinte, as biópsias são frequentemente realizadas em úlceras gástricas para excluir o cancro [11].
Os doentes com úlceras funcionam geralmente de forma bastante confortável. Algumas úlceras curam-se provavelmente mesmo sem medicamentos. Por conseguinte, os principais problemas resultantes das úlceras estão relacionados com as complicações das mesmas. As complicações incluem sangramento da úlcera, perfuração da úlcera e obstrução gástrica [11],

2.1.3 Tratamento

O objetivo do tratamento da úlcera é aliviar a dor e prevenir as complicações da úlcera, como a hemorragia, a obstrução e a perfuração. O primeiro passo no tratamento envolve a redução dos factores de risco (AINEs e cigarros). O passo seguinte é a medicação [10]. O grupo de medicamentos utilizados no tratamento da acidez gástrica inclui sucralfato, prostaglandinas, antiácidos, bloqueadores H_2 e inibidores da bomba de protões (IBP). Também são utilizados alguns antibióticos para erradicar as infecções por *H. pylori* [11].

Os antiácidos neutralizam o ácido gástrico existente e reduzem a atividade da pepsina no estômago. Os antiácidos como Maalox, Mylanta e Amphojel são tratamentos seguros e eficazes. No entanto, a ação neutralizante destes agentes é de curta duração e são necessárias doses frequentes. Os antiácidos que contêm magnésio, como o Maalox e o Mylanta, podem causar diarreia, enquanto os agentes de alumínio, como o Amphojel, podem causar obstipação. As úlceras 1 reaparecem quando os antiácidos são descontinuados [ ].

O sucralfato (Carafate) e o misoprostol (Cytotec) são utilizados para reforçar o revestimento do intestino contra os ataques dos sucos digestivos ácidos. O carafato (complexo de sacarose-alumínio) reveste a superfície da úlcera e promove a cicatrização. Os medicamentos têm muito poucos efeitos secundários. O efeito secundário mais comum é a obstipação e a interferência com a absorção de outros medicamentos. O Cytotec é uma substância semelhante à prostaglandina, normalmente utilizada para contrariar os efeitos ulcerosos dos AINEs. Estudos sugerem que Cytotec pode proteger o estômago de ulcerações em pessoas que tomam AINEs de forma crónica. A diarreia é um efeito secundário comum. O Cytotec pode causar abortos espontâneos quando administrado a mulheres grávidas, pelo que deve ser evitado por mulheres em idade fértil [13].

Os antagonistas da histamina (bloqueadores H) são medicamentos concebidos para bloquear a ação da histamina nas células gástricas, reduzindo assim a produção de ácido. Exemplos de bloqueadores H são a cimetidina (Tagamet), a ranitidina (Zantac), a nizatidina (Axid) e a famotidina (Pepcid). Embora os bloqueadores H sejam eficazes na cicatrização da úlcera, têm um papel limitado na erradicação da H. pylori sem antibióticos.

Por conseguinte, as úlceras regressam frequentemente quando os bloqueadores H são suspensos. Em geral, estes medicamentos são bem tolerados e têm poucos efeitos secundários, mesmo com uma utilização prolongada. Em casos raros, os doentes referem dores de cabeça, confusão, letargia ou alucinações. O uso crónico de cimetidina pode raramente causar impotência ou inchaço mamário. Tanto a cimetidina como a ranitidina podem interferir com a capacidade do organismo para lidar com o álcool. Os doentes que tomam estes medicamentos e que bebem álcool podem ter níveis elevados de álcool no sangue. Estes medicamentos podem também interferir com o manuseamento pelo fígado de outros medicamentos como Dilantin, Coumadin e teofilina. Pode ser necessária uma monitorização frequente e ajustes das dosagens destes medicamentos [13].

2.1.4Tratamento das úlceras pépticas com inibidores da bomba de protões

Os IBP como o omeprazol (Prilosec), o lansoprazol (Prevacid), o pantoprazol (Protonix), o esomeprazol (Nexium) e o rabeprazol (Aciphex) são mais potentes do que os bloqueadores H na supressão da secreção ácidafl3]

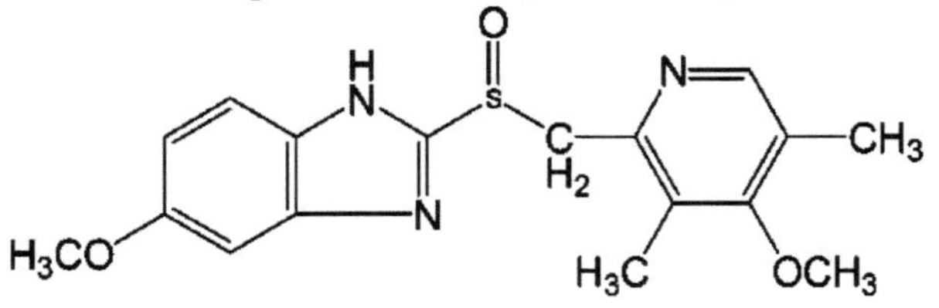

OMEPRAZOLE (a)

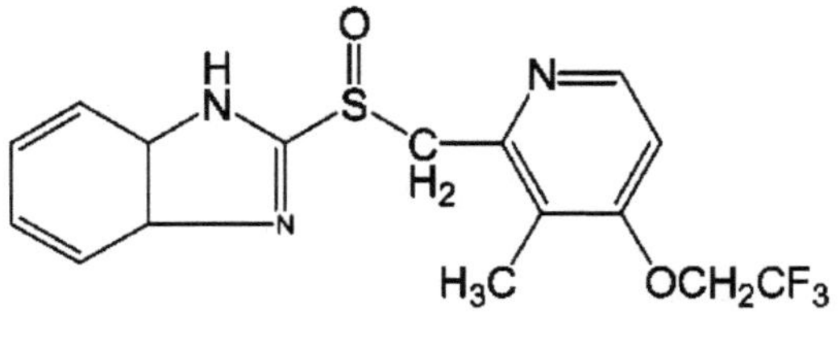

LANSOPRAZOLE (b)

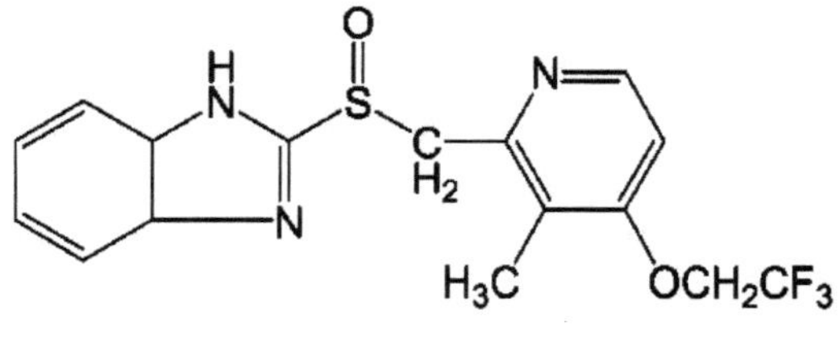

PANTOPRAZOLE (c)

Figura 1: Estruturas químicas de (a) Omeprazol (b) Lansaprazol (c) Pantaprazol

Estes medicamentos são inibidores potentes da H+ K+ - ATPase, a enzima localizada na membrana secretora apical das células parietais. Os IBP inibem completamente a secreção ácida e têm uma longa duração de ação. Os diferentes inibidores da bomba de protões têm uma ação muito semelhante e não há provas de que um seja mais eficaz do que outro na cicatrização de úlceras. Embora os inibidores da bomba de protões sejam comparáveis aos bloqueadores H em termos de eficácia no tratamento das úlceras gástricas e duodenais, são superiores aos bloqueadores H no tratamento das úlceras esofágicas. As úlceras esofágicas são mais sensíveis do que as úlceras gástricas e duodenais a quantidades mínimas de ácido [13].

O grupo dos IBP inclui derivados do benzimidazol, como o omeprazol, o lansoprazol, o pantaprazol e o rabeprazol. O principal mecanismo de ação dos IBP é a inibição do trifosfato de adenosina H+/K+ (bomba de ácido/bomba de protões), uma enzima presente nas células parietais gástricas. Estes fármacos são metabolizados nas células

parietais em metabolitos sulfonamidas activos que inactivam o grupo sulfanilo do IBP, reduzindo assim a secreção de iões protónicos [14].
O omeprazol, 5-metoxi-2(((4-metoxi-3, 5-dimetil-2-piridinil) metil) sulfinil)-IH-benzimidazol, é um potente inibidor da secreção de ácido gástrico. Apresenta uma potente ação inibidora da secreção de suco gástrico e é utilizado no tratamento de úlceras duodenais e gástricas [2]. A meia-vida do omeprazol em solução aquosa a pH inferior a 4 é inferior a 10 minutos. Também a valores de pH neutros, as reacções de degradação ocorrem rapidamente, por exemplo, a pH = 7, a meia-vida do omeprazol é de cerca de 14 horas, enquanto a valores de pH mais elevados a estabilidade em solução é muito melhor[8].
Por conseguinte, a supressão mais completa do ácido conseguida pelos IBP é importante para a cicatrização da úlcera esofágica. Os inibidores da bomba de protões são bem tolerados. Os efeitos secundários são pouco frequentes e incluem dores de cabeça, diarreia, obstipação, náuseas e erupção cutânea. Curiosamente, os inibidores da bomba de protões não têm qualquer efeito sobre a capacidade de digestão e absorção de nutrientes. Os inibidores da bomba de protões também foram considerados seguros quando utilizados a longo prazo, sem efeitos adversos graves para a saúde [13].
Muitas pessoas albergam *a H. pylori* no seu estômago sem nunca terem tido dores ou úlceras. Não é totalmente claro se estes doentes devem ser tratados com antibióticos. São necessários mais estudos para responder a esta questão. Os doentes com doença ulcerosa documentada e infeção *por H. pylori* devem ser tratados com combinações de antibióticos. A H. pylori pode ser muito difícil de erradicar completamente. O tratamento requer uma combinação de vários antibióticos, por vezes em combinação com um inibidor da bomba de protões, bloqueadores H ou Pepto-Bismol. Os antibióticos habitualmente utilizados são a tetraciclina, a amoxicilina, o metronidazol (Flagyl®), a claritromicina (Biaxin®) e a levofloxacina (Levaquin®). A erradicação da H. pylori evita o reaparecimento de úlceras (um grande problema com todas as outras opções de tratamento de úlceras). A eliminação destas bactérias pode também diminuir o risco de desenvolvimento de cancro gástrico no futuro. O tratamento com antibióticos acarreta o risco de reacções alérgicas, diarreia e, por vezes, colite grave induzida por antibióticos [].
Não há provas conclusivas de que as restrições alimentares e as dietas leves desempenhem um papel na cicatrização da úlcera. Não existe uma relação comprovada entre a doença da úlcera péptica e o consumo de café e álcool. No entanto, uma vez que o café estimula a secreção de ácido gástrico e o álcool pode causar gastrite, recomenda-se frequentemente a moderação no consumo de álcool e café [2].
Os inibidores da bomba de protões são inibidores potentes da H+K+ - ATPase. A enzima localizada na membrana secretora apical da célula parietal desempenha um papel fundamental na secreção de protões (H+). Estes fármacos podem inibir

completamente a secreção ácida, têm uma longa duração de ação e promovem a cicatrização da úlcera, constituindo também um elemento-chave dos regimes de erradicação do H. pylore.

2.1.5 Problemas associados à administração oral de IBP

Os IBP têm sido muito eficazes no tratamento de uma variedade de perturbações relacionadas com a acidez. O omeprazol actua inibindo a secreção de ácido gástrico e é amplamente utilizado no tratamento da úlcera gástrica e duodenal, da esofagite erosiva e da doença do refluxo gastroesofágico [11]. No entanto, como os IBP são ácido-lábeis, precisam de ser protegidos dos efeitos destrutivos do ácido gástrico quando administrados por via oral [4].

Foram desenvolvidos vários tipos de revestimento entérico para proteger os IBP, mas todos eles atrasam a absorção dos IBP e impedem estas formulações de libertação retardada (DR). Os IBP são ácido-lábeis e necessitam de um revestimento entérico para os proteger da degradação no estômago quando administrados por via oral. No entanto, isto leva a um atraso na absorção e no início da ação do inibidor da bomba de protões[[15]].

Os sistemas de administração de fármacos por via oral em locais específicos atraíram recentemente um grande interesse para o tratamento local de uma variedade de doenças intestinais e também para melhorar a absorção sistémica de fármacos que são instáveis no estômago. No entanto, o microambiente no trato gastrointestinal e os mecanismos de absorção variáveis causam geralmente obstáculos ao cientista da formulação no desenvolvimento e otimização do sistema de administração oral de fármacos [[16]].

A libertação de um agente terapêutico na região intestinal pode ser conseguida através da aplicação de um revestimento entérico numa forma de dosagem sólida. Na última década, foram tentadas e comunicadas várias abordagens para desenvolver novas metodologias de libertação de fármacos em locais específicos, incluindo a libertação de fármacos sensíveis ao pH e a libertação de fármacos controlada no tempo. Entre estas, os sistemas de libertação controlada no tempo, como as formas de dosagem de libertação sustentada ou retardada, são muito promissores [16]

No entanto, devido à variação potencialmente grande do tempo de esvaziamento gástrico das formas de dosagem nos seres humanos, estas formas de dosagem podem apresentar uma elevada variabilidade entre doentes no local de administração do medicamento. Por outro lado, os sistemas de administração sensíveis ao pH, como as formas de dosagem com revestimento entérico, oferecem um meio simples e prático para a administração intestinal de medicamentos [16],

O omeprazol é um exemplo clássico dos inibidores da bomba de protões e está aprovado para o tratamento da doença gastroesofágica sintomática, para o tratamento a curto prazo e para a manutenção da esofagite erosiva.

2.2 Revestimento de comprimidos

2.2.1 Antecedentes

Historicamente, o revestimento de formas de dosagem sólidas aparece na literatura islâmica antiga, onde os comprimidos revestidos foram mencionados por Rhazes (850 - 923) 8 [ ]. A utilização de revestimento em medicamentos foi provavelmente uma adoção dos primeiros métodos de conservação de alimentos e das publicações francesas no início de 1600, que descreviam o revestimento como meio de mascarar o teste de medicamentos [17]. Posteriormente, o revestimento de açúcar com composição de cubebe e copaíba de comprimidos foi desenvolvido e patenteado em 1800. Subsequentemente, houve uma rápida aceitação dos comprimidos revestidos de açúcar como a forma de dosagem sólida preferida, tanto para medicamentos sujeitos a receita médica como para medicamentos patenteados, na Europa e nos Estados Unidos [17]. Reconheceu-se então que o revestimento de açúcar de qualidade em grande escala podia ser efectuado mais facilmente em panelas de revestimento e várias das primeiras empresas farmacêuticas foram estabelecidas nos Estados Unidos com comprimidos revestidos como parte principal da sua linha de produção [16]. Em 1953, registou-se uma mudança dramática no revestimento de comprimidos quando a Abbott Laboratories comercializou o primeiro comprimido revestido por película e, simultaneamente, no início da década de 1950, o Dr. Dale Wurster, professor da Universidade de Wisconsin, patenteou um revestidor de suspensão a ar que aplicava eficazmente composições de revestimento por película, o que estimulou o desenvolvimento de panelas de revestimento perfuradas (AccelaCota, High- Coater e Driacoater) como substituto das panelas de revestimento das décadas de 30 e 40 [, , ,]

2.2.2 Equipamento de revestimento

Um sistema moderno de revestimento de comprimidos combina vários componentes; um recipiente de revestimento que é um tambor perfurado, um sistema de pulverização que consiste em pistolas de pulverização, montadas num coletor, uma bomba de solução que fornece a solução de revestimento às pistolas, onde se combina com ar de atomização para criar uma névoa fina que é dirigida para o leito dos comprimidos no recipiente de revestimento, um tanque de abastecimento e um misturador e um fornecimento de ar, uma unidade de tratamento de ar que atinge os filtros, o ar utilizado para secar o revestimento das pastilhas, um coletor de poeiras que extrai o ar da bandeja de revestimento e mantém uma ligeira pressão negativa dentro do armário, e os controlos que permitem orquestrar o funcionamento de todos os componentes para alcançar a atividade desejada. Existe um armário que permite controlar o fluxo de ar, a temperatura do ar, a pressão do ar e a aplicação do revestimento[30] .

O processo de revestimento começa com o carregamento de um lote de pastilhas no recipiente de revestimento, onde as pastilhas são pré-aquecidas e desempoeiradas e, assim que a temperatura do ar de saída atinge 42°C a 46°C, normalmente dentro de 15 minutos, a pulverização pode começar. As pistolas de pulverização criam uma névoa fina de solução de revestimento que seca logo após entrar em contacto com o comprimido e, à medida que a água seca após a evaporação, deixa o sólido para trás, formando uma película fina no comprimido. O processo começa com a dose (exposição à solução), a distribuição (movimento rápido do comprimido esfregando um contra o outro) e a secagem (remoção do componente líquido), três D's [30]

2.2.3 O processo de revestimento

O revestimento é a aplicação de um material de revestimento no exterior de um comprimido com a intenção de conferir benefícios e propriedades à forma de dosagem em relação à variedade não revestida[10] . O processo de revestimento pode ser melhor descrito discutindo inicialmente os factores-chave e mostrando as suas interações complexas. Estes incluem as propriedades do comprimido, o processo de revestimento (equipamentos de revestimento, parâmetros do processo de revestimento, instalações e equipamento auxiliar e automatização nos processos de revestimento) e as composições de revestimento [6]

Os comprimidos a revestir devem possuir as caraterísticas físicas adequadas e devem ser resistentes à abrasão e à lascagem, de modo a tolerar o atrito intenso dos comprimidos que embatem noutros comprimidos ou nas paredes do equipamento de revestimento[6] . Além disso, a forma física do comprimido é importante, pois tem de estar em constante movimento durante a fase inicial de secagem e a forma ideal deve ser esférica, para que o comprimido possa rolar livremente no recipiente de revestimento com um contacto mínimo entre comprimidos[6] . Para que o revestimento adira ao comprimido, deve incluir excipientes para proporcionar uma forma de dosagem facilmente compressível, resistente e de dissolução rápida e a composição do revestimento deve molhar a superfície, e devem ser utilizados tensioactivos na composição do revestimento para reduzir a tensão superficial da composição do revestimento e melhorar a adesão do revestimento[6] .

Os processos de revestimento utilizam, na sua maioria, um de três tipos gerais de equipamentos: recipiente de revestimento normal ou recipiente de revestimento convencional, que consiste num recipiente metálico circular montado angularmente num suporte, recipiente de revestimento perfurado, que consiste num tambor perfurado ou parcialmente perfurado no seu eixo horizontal numa caixa fechada, e um sistema de revestimento de leito fluidizado (suspensão pneumática), que é um sistema de secagem altamente eficiente obtido numa câmara colunar através do fluxo ascendente de ar[6] .

A tendência geral tem sido em direção a sistemas automatizados eficientes em termos energéticos para encurtar o tempo de revestimento e reduzir a participação do operador no processo de revestimento[6] . Existem dois tipos de sistemas usados para aplicar um spray finamente dividido (atomizado) de soluções de revestimento ou suspensão em comprimidos. Estes são de alta pressão, sem ar e de baixa pressão, atomizados a ar[6] . O processo de revestimento de comprimidos é o último passo crítico na produção de comprimidos[6] . Se a solução de revestimento for aplicada com êxito ao comprimido, confere boas caraterísticas visuais ao produto e, por conseguinte, a qualidade é avaliada nesta fase final da produção[4] . Existem três tipos principais de revestimento utilizados nos comprimidos: revestimento por película, revestimento por açúcar e revestimento por prensagem[10] .

2.2.4 Revestimento de açúcar

O processo de revestimento com açúcar é uma forma tradicional de revestimento e envolve várias etapas, com uma duração que varia entre algumas horas e alguns dias [6]. O termo açúcar é algo genérico e presta-se à utilização de sacarose, porque é um dos materiais que produzem revestimentos lisos e de alta qualidade, essencialmente secos e sem aderência no final do processo[5] . As etapas envolvidas incluem selagem, sub-revestimento, xarope/suavização, acabamento e polimento[6] . Foram encontrados vários problemas durante o revestimento de comprimidos com açúcar, incluindo a quebra e a aderência de fragmentos à superfície de comprimidos que, de outro modo, estariam em boas condições, bem como caraterísticas de mistura pobres inerentes (distribuição não uniforme do material de revestimento que resulta numa gama inaceitável de tamanhos de comprimidos acabados no lote)[5] . A utilização excessivamente zelosa de pós durante a fase de sub-revestimento pode resultar na formação de revestimentos em que as quantidades de cargas excedem a capacidade de ligação do polímero utilizado na formulação, criando revestimentos moles ou com maior tendência para fissurar e irregularidades no aspeto e na produção de comprimidos rugosos[5] .

2.2.5 Revestimento de película

O revestimento por película é uma tecnologia moderna e mais utilizada; praticamente todos os novos produtos revestidos introduzidos no mercado são revestidos por película. O processo envolve a deposição, normalmente pelo método de pulverização, de um polímero fino que envolve o núcleo do comprimido. É possível utilizar tanto equipamento de revestimento convencional como equipamento especializado, com o objetivo de obter tempos de revestimento rápidos e um elevado grau de automatização. O líquido de revestimento (solução ou suspensão) contém um polímero num líquido adequado com outros ingredientes, tais como pigmentos e plastificantes '[2]

2.2.6 Componentes de um revestimento de película

Os principais componentes de qualquer formulação de revestimento por película consistem essencialmente num polímero, plastificante, corante e solventes/veículos5. As propriedades ideais do polímero incluem a solubilidade numa vasta gama de sistemas de solventes para promover a flexibilidade na formulação, a capacidade de produzir revestimentos com propriedades mecânicas adequadas e uma solubilidade apropriada nos fluidos gastrointestinais, de modo a não comprometer a biodisponibilidade do fármaco [5].

Os polímeros preferidos para o revestimento de películas incluem éteres de celulose, nomeadamente hidroxipropilmetilcelulose e metilcelulose, bem como copolímeros acrílicos (copolímeros de metacrilato e metacrilato de metilo) e polímeros de vinilo, por exemplo, álcool polivinílico5. Os polímeros são utilizados em solução, quer em água (preferencialmente) quer em solventes orgânicos[5] . O peso molecular dos polímeros pode ter uma influência importante em várias propriedades do sistema de revestimento, como a viscosidade da solução, a resistência mecânica e a flexibilidade da película resultante[5]

Os plastificantes são incluídos na formulação para melhorar a flexibilidade do revestimento, reduzir o risco de fissuração da película e melhorar potencialmente a adesão da película ao substrato[5] . Exemplos de plastificantes incluem glicerina, propilenoglicol, polietilenoglicóis, triacetina ou ésteres de ftalato5. Os corantes são utilizados para melhorar o aspeto do produto, bem como para facilitar a identificação do produto, a barreira à humidade e são classificados como corantes solúveis em água ou pigmentos insolúveis[5]

A utilização de pigmentos é preferida porque é improvável que interfiram com a biodisponibilidade[27] , ajudam a reduzir a permeabilidade do revestimento à humidade[28] , servem como agentes de volume para aumentar o conteúdo global de sólidos na dispersão do revestimento sem aumentar drasticamente a viscosidade e também tendem a ser mais estáveis em termos de peso[5] . Enquanto os corantes solúveis em água são excluídos do revestimento por película à base de solventes orgânicos devido à falta de solubilidade no sistema de solventes e os principais solventes utilizados no revestimento por película pertencem a estas classes: álcoois, cetonas, ésteres, hidrocarbonetos clorados e água[5] .

2.2.7 Problemas associados ao revestimento por película

Existem vários problemas associados ao processo de revestimento por película. Os comprimidos a revestir podem não ser suficientemente robustos ou podem ter tendência para se laminarem durante o revestimento e, uma vez que as películas são relativamente finas, a sua capacidade para ocultar defeitos é significativamente menor do que a do revestimento com açúcar[5] . Podem ocorrer vários problemas conexos, tais como a separação, a moldagem, a fissuração e a formação de pontes entre toros[5] . A compreensão das propriedades dos vários ingredientes que interagem entre si pode permitir ao formulador evitar muitos destes problemas relacionados com o stress interno[5] . As imagens seguintes mostram alguns dos defeitos de revestimento que podem ocorrer:-

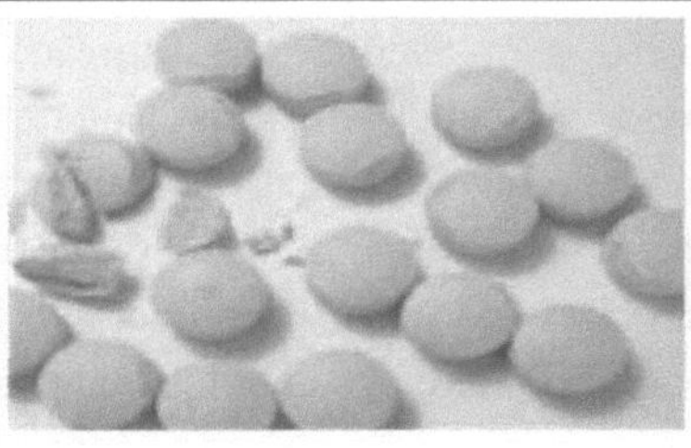	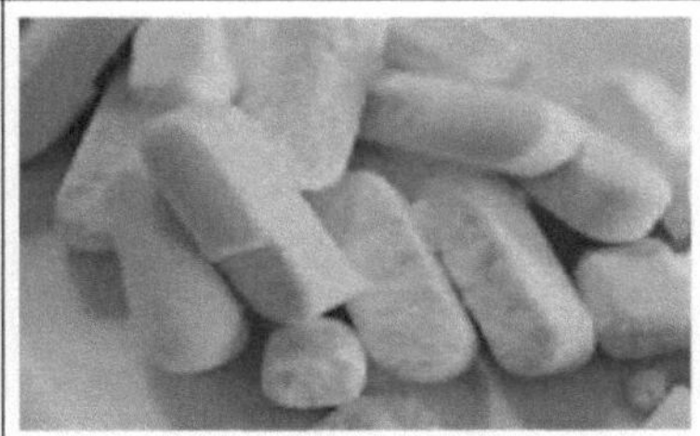
This photo shows multiple defects. The initial problem was erosion of the tablet edge due to a soft or friable tablet or because the pan was turning too fast or both. Peeling and breakage also appear here	*Just one broken tablet can distribute particles to all the other tablets and mar their appearance. These tablets likely broke because they had poor hardness.*

Figure 2: *(Extraído do trabalho realizado por Michael D Tousey, proprietário e diretor de serviços técnicos da DI Pharma Tech)*

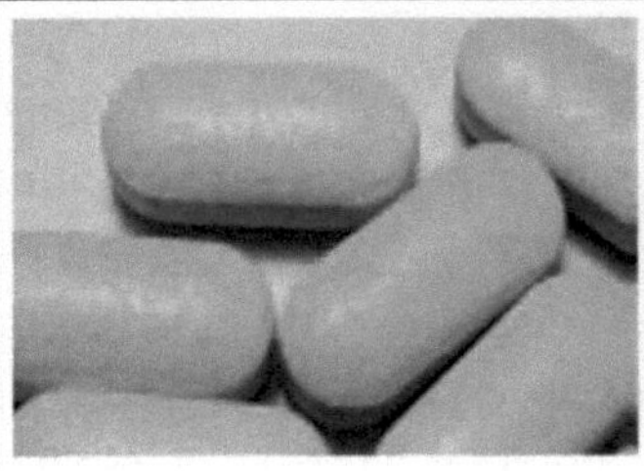	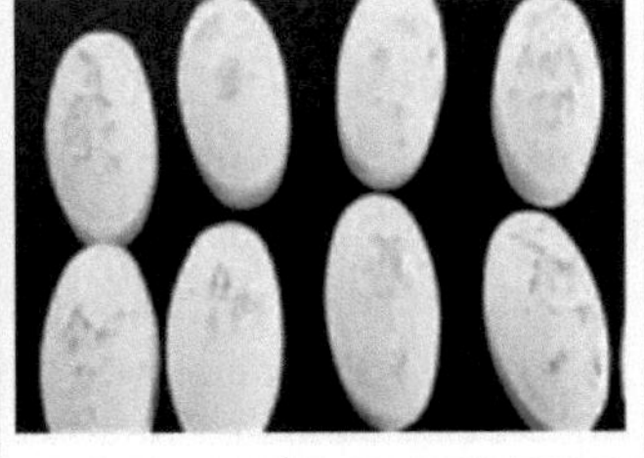
This photo shows a very porous tablet that prevented the coating from adhering to the surface. These tablets should have been coated longer, and the atomization pressure should have been reduced to decrease the slight orange peel, or textured, surface	*I attribute the peeling in this photo to excessive moisture within the tablet, which prevented the coating from adhering. However, the tablet coating also pulled the granulation out of the tablet, a picking defect. That is usually caused by over-wetting the tablet or by a tablet that is too soft.*

Figure 3: ......

2.2.8 Revestimento entérico

O revestimento entérico é uma técnica utilizada para proteger o núcleo do comprimido da desintegração no ambiente ácido do estômago, com o objetivo de evitar o ataque ácido aos componentes activos instáveis a pH baixo, para proteger o estômago dos efeitos irritantes de certos medicamentos e para facilitar a absorção de um medicamento que é preferencialmente absorvido a nível distal do estômago[4] '

Os revestimentos entéricos (CE) permanecem geralmente intactos no estômago, mas serão dissolvidos e libertados quando chegarem ao intestino delgado. O objetivo dos CE é retardar a libertação de fármacos que são inactivados pelo conteúdo do estômago, por exemplo, compostos de benzimidazol que são inibidores da bomba de protões ou que podem causar náuseas ou irritação e hemorragia na mucosa gastrointestinal[2] . Estes revestimentos também podem ser utilizados para formular fármacos de ação simples e repetida, nos quais o fármaco adicional que foi aplicado sobre o revestimento entérico é libertado no estômago.

2.3 Omeprazol com revestimento entérico

Foram efectuados vários estudos sobre a formulação e o desenvolvimento de omeprazol com revestimento entérico. Entre eles, *K. Mader et al* da Universidade Martin Luther, Hale, Alemanha, que desenvolveram omeprazol entérico e pastilhas à base de polímeros Kollicoat® MAE e revestidos a um nível de 6mg/cm para obter uma boa resistência gástrica e a adição de Na_2 HPO4, uma substância alcalina que melhora a estabilidade do omeprazol. Além disso, o estudo sugere que o comprimido com revestimento entérico deve ter um baixo teor de humidade e deve ser armazenado em material de embalagem impermeável.

Os resultados de outro estudo mostram que os comprimidos revestidos por compressão de omeprazol magnésio podem ser direcionados para o intestino com sucesso utilizando polímeros dependentes do pH. Ao observar o perfil de dissolução, uma das formulações foi a melhor de todas as formulações e era boa e cumpria todas as especificações. Esta formulação foi formulada como comprimidos de libertação retardada de omeprazol utilizando Klucel, HPMC e Eudragit L30D55 e teve o melhor perfil de dissolução durante um período de tempo retardado, em que 102,43% foram libertados ao fim de 12 horas. A libertação foi lenta, com cinética de primeira ordem e libertação não fickiana.

Foram desenvolvidas pastilhas de omeprazol contendo comprimidos mucoadesivos através do método de punção direta. Foram utilizados três polímeros mucoadesivos, nomeadamente hidroxipropilmetilcelulose K4M, carboximetilcelulose de sódio, carbopol-934P e etilcelulose, para a preparação dos comprimidos, que se destinavam a ter uma ação prolongada devido à ligação à mucosa intestinal para alívio da úlcera duodenal ativa[31] .

Os comprimidos mucoadesivos foram revestidos com o respetivo polímero e revestidos com Eudragit LI00 para fabricar comprimidos com revestimento entérico. Os comprimidos preparados foram avaliados quanto a diferentes parâmetros físicos e os estudos de dissolução foram realizados em três meios de dissolução, que foram ácido clorídrico 0,1N durante 2 horas, pH 6,5 e solução tampão de fosfato de pH 7,8 durante 12 horas. A carboximetilcelulose de sódio apresentou uma libertação superior a 95% em 10 horas, ao passo que o carbopol-934P apresentou uma libertação lenta de cerca de 88% a 92% durante um período de 12 horas, tendo uma excelente força mucoadesiva, mas os comprimidos contendo etilcelulose apresentaram uma libertação inferior a 65%. O mecanismo de libertação de todas as formulações foi controlado por difusão, confirmado pelo gráfico de Higuchi. Assim, o presente estudo concluiu que os comprimidos mucoadesivos de omeprazol em pellets contendo carbopol-934P podem ser utilizados para ação local na doença ulcerosa, bem como para a libertação controlada de fármacos por via oral.

Foram preparados diferentes comprimidos com superdesintegrantes como Ac-Di-Sol, Crospovidona, glicolato de amido sódico e diluentes como Pharmatose DCL11 e Mannogem EZ. Os comprimidos foram revestidos com revestimento entérico utilizando Acryl-EZE. Os comprimidos foram avaliados quanto à dureza, tempo de desintegração e libertação do fármaco *in vitro*. O leito de pó apresentou boas propriedades reológicas e os comprimidos com revestimento entérico apresentaram um valor de absorção de ácido <5, indicando uma proteção significativa do fármaco passível de ácido. Os parâmetros de compressão estavam dentro dos limites, o conteúdo do fármaco em todas as formulações foi considerado uniforme e consistente. Os estudos de dissolução *in vitro* indicaram que não há perda de fármaco durante a fase gástrica. Os comprimidos com Pharmatose DCL11 libertaram mais do que Mannogem EZ, o que pode dever-se à sua hidrofilicidade e ao inchaço do superdesintegrante. Os estudos de estabilidade indicaram que as formulações preparadas eram estáveis durante um período de quatro meses e que todas as formulações apresentavam perfis de dissolução comparáveis com um fator de semelhança superior a cinquenta a $p<0,05$. A partir dos resultados acima referidos, pode concluir-se que um comprimido com revestimento entérico de Esomeprazol magnésio tri-hidratado pode ser desenvolvido para administrar o fármaco no intestino delgado proximalq .

Um estudo realizado por *K.L. Senthil Kumar et al* foi desenvolvido para obter resistência do suco gástrico quando este se apresenta no estômago, porque a didanosina é incompatível com o suco gástrico. Os comprimidos foram preparados através da técnica de granulação húmida utilizando polímeros de etilcelulose std 100 FP, etilcelulose Med 70 P, etilcelulose Med 50 P e outros excipientes, tais como povidona e celulose microcristalina, em diferentes proporções. Os polímeros e os excipientes são utilizados para manter a libertação do fármaco. Para o revestimento entérico, utilizou-se uma solução a 20% de eudragit L 100 com álcool isopropílico. E o ftalato de di-etilo foi adicionado como agente de polimento na solução de revestimento entérico. Os comprimidos foram avaliados quanto às caraterísticas físicas, variação de peso, dureza, teor de fármaco e, em seguida, os comprimidos foram avaliados quanto à libertação de fármaco *in vitro* durante 12 horas, ou seja, durante as primeiras duas horas não se observou qualquer libertação de fármaco e, gradualmente, a libertação de fármaco aumentou até 12 horas utilizando etilcelulose std 100 P 20% com outros excipientes. Os comprimidos não se desintegraram em HC1 0,1 N, no entanto, desintegraram-se em 94,16 segundos quando o estudo foi continuado em tampão fosfato pH 7,4. O conteúdo do fármaco em todas as formulações principais foi considerado uniforme e consistente. Os estudos de exatidão e precisão do esomeprazol nas formulações dos núcleos dos comprimidos indicaram a uniformidade exacta e precisa do teor de fármaco do esomeprazol nas formulações dos núcleos dos comprimidos. Os estudos de absorção de ácido dos comprimidos de esomeprazol magnésio tri-hidratado com revestimento entérico com Acryl EZE revelaram uma absorção de ácido inferior a 5% para todos os comprimidos, o que indica que o fármaco pode ser protegido da degradação no ambiente gástrico e ser administrado com êxito na parte superior do intestino delgado. Os estudos de estabilidade foram realizados de acordo com as diretrizes da ICH, região IV, a 40±20C / 75±5% HR, indicando que houve uma ligeira diminuição do teor de fármaco e nenhuma diferença significativa entre as médias dos perfis de dissolução *in vitro* sem stress e com stress durante um período de 4 meses a $P<0,005$, em comparação com a análise de similaridade de factores. Verificou-se que os comprimidos eram estáveis no que diz respeito ao teor de fármaco, contra a influência da temperatura e da humidade durante o período do estudo de estabilidade. Por conseguinte, pode concluir-se que os comprimidos com revestimento entérico de esomeprazol podem ser formulados para fornecer o fármaco suscetível de ácido com uma janela de absorção no intestino proximal para supressão do excesso de ácido gástrico no tratamento de úlceras pépticas e duodenais.

CAPÍTULO 3

3.0 METODOLOGIA

3.1 Materiais:

Omeprazol magnésio (Metrochem API Private Limited, Hyderabad, Índia), Lauri Sulfato de sódio (LOBA Chemie, Pvt.Ltd, Mumbai, Índia), Lactose (OXFORD Laboratories, Mumbai, Índia), Avicel ph 102 (Shandong Liaocheng Ehua medicine co. Ltd, Shandong, China), amido de milho (OXFORD Laboratories, Mumbai, Índia), Water aerosil 200 (Shandong Liaocheng Ehua medicine co. Ltd, Shandong, China) e estearato de magnésio (Hozhou Zhanwang Pharmaceutical Co. Ltd, Huzhou, China). Os outros reagentes e solventes foram adquiridos comercialmente no mercado local e eram de qualidade farmacêutica e analítica.

Todos os reagentes e solventes utilizados eram de qualidade farmacêutica e foram utilizados tal como foram recebidos dos fabricantes ou fornecedores. As razões para a inclusão do ingrediente ativo e dos excipientes são mencionadas no Quadro 1.

3.2 Equipamento:

Aparelho de densidade aparente (IPA Flowmatics Pvt. Ltd, Bangalore, Índia), cilindro graduado (Fisher Scientific, Alemanha), analisador de peneiras (Endecott's, Alemanha), garrafas de vidro (Fisher Scientific, Alemanha), câmaras de estabilidade (Thermolab Scientific Pvt. Ltd, Vasai, Índia), forno quente, espetroscopia de absorção no infravermelho próximo (Advanced System Development (ASD) Inc, sistemas NIR, Boulder, Colorado, EUA), HPLC (Shimazdu, Japão), teste rápido de humidade (Guoming, China), misturador tabular (Analytical Technology, Bangalore, Índia), Máquina de prensagem de comprimidos Korsh EK 01 (Alemanha), revestidor automático (Glatt, Alemanha), teste de dureza de comprimidos tipo Monsanto (IEC, Mumbai, Índia), Fribilador Roche (Electro Lab, Bangalore, Índia), balança de prato único (Shimadzu, AX200, Japão), Aparelho de desintegração USP (Elecrolab, Bangalore, Índia).

3.3 Métodos experimentais

3.3.1 Estudos de pré-formulação

3.3.1.1 Propriedades micromeriticas da API

A. Densidade a granel e densidade de rosca

Tanto a Densidade a Granel (BD) como a Densidade de Batida (TD), incluindo o índice de Compressibilidade, foram determinadas conforme prescrito na USP30NF35. O índice de compressibilidade da mistura de pós foi determinado pelo índice de Carr. Este pode ser utilizado para prever as propriedades de fluxo com base na medição da densidade [4, 6]. A fórmula para o índice de Carr é mostrada abaixo:-

Índice de Carr (%) = <u>Massa volúmica aparente - Massa volúmica aparente * 100</u>

Densidade de rosca

B. Rácio de Hausner (H)

Exprime as propriedades de fluxo do pó e é medido pelo rácio entre a Densidade de Batida (TD) e a Densidade Bruta (BD) [4, 6]. É calculada a partir da seguinte equação:-

Rácio de Hauser = TD /BD

A mistura de pós foi avaliada quanto à densidade aparente e à densidade de contacto, ao índice de compressibilidade e ao rácio de Hausner, tal como descrito acima. Adicionalmente, o ensaio foi efectuado de acordo com a monografia para a determinação de Omeprazol magnésio USP 30 NF 3 5 [7].

C. Análise granulométrica

O principal objetivo da análise por peneiração era determinar a distribuição dos diferentes tamanhos de partículas de fármaco presentes. [4]. Uma série de peneiras foi disposta por ordem decrescente de diâmetro dos poros, ou seja, peneiras no. 0, 45, 90, 125, 180, 250, 355, 500, 710 & 1000. Cerca de 100 gramas de droga foram pesados com exatidão e transferidos para o peneiro 1000, que foi mantido na parte superior. Os peneiros foram agitados durante cerca de 5 minutos. Em seguida, o fármaco retido em cada peneiro foi retirado, pesado separadamente e expresso em termos de percentagem. O limite esperado é o indicado na Tabela 1 [4]. Os resultados da análise por peneira são mostrados nas **figuras 2 e 3.**

3.3.1.2Estudos de compatibilidade fármaco - excipientes

Os estudos de compatibilidade fármaco-excipiente foram efectuados misturando o fármaco com o potencial excipiente. O rácio entre os excipientes da formulação e as substâncias activas foi mantido a um rácio de 1:1. As misturas foram enchidas em frascos fechados e colocadas em câmaras de estabilidade nas condições prescritas na Farmacopeia Americana 30NF25 [4]. **A Tabela 1** mostra a composição dos comprimidos principais.

Quadro 1: Composição dos comprimidos principais

Ingredient	Specifications	Qty/Tablet (mg)	Qty/Batch(g)	Reasons for Inclusion
1. Omeprazole Magnesium	USP	20mg	80g	Active
2 .SLS (SDS)	USP	2mg	8g	Lubricant
3.Tablottose (Lactose)	USP	76mg	304g	Binder
4. Avicel ph 101	USP	60mg	240g	Disintegrant
5. Starch	USP	40mg	160g	Diluent
6. Water Aerosil 200	USP	0.6mg	2.4g	Glidant
7.Magnesium Stearate	USP	1.4mg	5.6g	Lubricant
		200mg	800g	

A preparação das amostras para os estudos de compatibilidade teve em conta a quantidade de ingredientes activos e excipientes, tal como descrito na Farmacopeia Americana 30 NF 25. Todo o conjunto de amostras foi bem misturado para garantir a homogeneidade.

As possíveis interações entre o Omeprazol Magnésio e os excipientes foram avaliadas através da análise do medicamento puro e das misturas de excipientes em pó que foram armazenadas nas condições indicadas no Quadro 1 durante um período de 90 dias. Foram avaliados os seguintes parâmetros: aspeto e cor, teor de humidade, infravermelho próximo (NIR) e ensaio por cromatografia líquida de alta resolução (HPLC) para o omeprazol e substâncias relacionadas. A frequência de amostragem foi nos dias 0, 3, 7, 30, 60 e 90.

O pó foi analisado utilizando o espetrofotómetro NIR. O procedimento foi iniciado com a limpeza da área de trabalho e a garantia de que não havia pó. O aparelho foi ligado (luz de fundo e especificação do laboratório). O aparelho foi calibrado e foi registada a linha de base para o omeprazol em pó e a mistura para o dia zero. As amostras do pó foram colocadas nos frascos e a contagem das amostras foi definida como a média de 30 amostras.

3.3.1.3 Condições de armazenamento Armazenamento

Os frascos foram marcados com os títulos indicados no protocolo, a temperatura de armazenamento e a data em que se planeia retirar a amostra do armazenamento. Os frascos foram colocados nas condições de armazenamento especificadas no quadro seguinte

Quadro 2: Amostras sujeitas a condições

Container	Temperature	Humidity	Bottle Status
Container set a	Room Temperature (30 ± 2°C)	Relative humidity Not defined	Plastic Bottle-Closed
Container set b	Climatic Chamber (40 ± 2°C)	Relative humidity 75%	Plastic Bottle-Opened
Container set c	Oven (50°C)	Relative Humidity Not defined	Plastic Bottle-Closed

3.4.1 Preparação do comprimido central

Uma vez que o omeprazol de magnésio é um material sensível à humidade, todas as etapas de processamento, incluindo a pesagem, a mistura, a compressão direta e o revestimento, foram realizadas a 30°C±2°C e 60±5% HR [8].

Os materiais para a preparação de comprimidos com núcleo para três diferentes, conforme listado na **Tabela 2**, foram pesados com exatidão e, em seguida, o lauril sulfato de sódio foi peneirado através de um peneiro de 0,5 mm. O omeprazol de magnésio, o lauril sulfato de sódio e o amido de milho foram colocados num misturador tubular e misturados durante 10 minutos. Outra mistura de amido de milho, lactose e água aerosil 200 foi colocada num misturador tubular e misturada durante 10 minutos e, em seguida, as duas misturas, juntamente com o estearato de magnésio, foram peneiradas através de peneiras de 0,8 e misturadas durante 5 minutos. Depois disso, as misturas foram comprimidas numa máquina de prensagem de comprimidos Korsh EK 01 utilizando um punção de 9 mm - RI 5 para formar comprimidos. Foram preparados três lotes para cada formulação.

3.4.2 Controlo de qualidade durante o processo (IPQC) de comprimidos de base

Antes do sub-revestimento dos comprimidos do núcleo, foram efectuados testes de IPQC. Os parâmetros testados foram a variação de peso, a espessura, o diâmetro, a dureza, a friabilidade e o tempo de desintegração, de acordo com a Farmacopeia USP [7].

3.4.3 Sub-revestimento de pastilhas de núcleo

O sub-revestimento foi feito com o objetivo de atuar como barreira à humidade no núcleo do comprimido e impedir a interação entre o Omeprazol lábil ácido e o material de revestimento entérico ácido. Foram considerados dois conjuntos de materiais de sub-revestimento **(Sub-revestimento I e Sub-revestimento II)**, conforme ilustrado na **Tabela 2A** e 2B. O material de sub-revestimento para I foi preparado pesando 2,5 mg de OPADRY e dissolvendo-o em tampão fosfato pH 7,4 para obter 0,25% p/v de solução de OPADRY. A solução obtida foi atomizada a partir do topo do aparelho para revestimento dos comprimidos com os parâmetros de revestimento apresentados na **Tabela 3.** Os materiais para a preparação do sub-revestimento II foram dispensados conforme indicado nas tabelas 1 e 2 e dissolvidos em álcool absoluto. A mistura foi agitada durante 45 minutos até se obter uma suspensão homogénea, que foi peneirada através de um crivo de 0,5 e, em seguida, o sub-revestimento foi efectuado de acordo com os parâmetros definidos no **quadro 3.** O sub-revestimento para estes comprimidos foi efectuado num autorevestidor Glatt.

1.1.5 Revestimento entérico de comprimidos sub-revestidos

O revestimento entérico dos comprimidos sub-revestidos foi efectuado após a pesagem exacta dos ingredientes dos materiais de revestimento, conforme indicado nos **quadros 1** e **2.** O propilenoglicol foi primeiro dissolvido numa quantidade específica de água, seguida de agitação.

Em seguida, adicionou-se Kollicoat MAE 30 DP enquanto se agitava. Os parâmetros da máquina eram os indicados na **Tabela 3.** Os comprimidos sub-revestidos foram pré-aquecidos numa panela de revestimento durante 10 minutos a 40 ± 5°C. Os comprimidos foram revestidos no revestidor automático Glatt para obter um aumento de peso de 3 a 4%.

Quadro 2 A: Composição do sub-revestimento I

Ingredient	Qty/Tablet (Mg)	Qty/Batch (Mg)
OPADRY White (HPMC)	0.00833	2.5
Phosphate Buffer pH 7.4	QS	QS

Quadro 2 B: Composição do sub-revestimento II

Ingredient	Qty/Tablet (Mg)	Qty/Batch(Mg)
Cellulose Powder	0.96	192
Light Magnesium Oxide	0.77	154
Magnesium Stearate	0.77	154
Absolute Alcohol	QS	QS

Quadro 3: Parâmetros do processo a controlar durante o revestimento

Process Parameters	Formulation I	Formulation II
Pan Speed	2 RPM	2 RPM
Inlet air temperature	40°C±5°C	50°C±5°C
Outlet air temperature	30°C±5°C	40°C±5°C
Air volume	360 m2/h	360 m2/h
Nozzle diameter	1.0mm	1.0mm
Atomizing air pressure	2.0bar	2.0bar
Spraying rate	1.5ml/min	1gm/min
Coating level	3%	3%

3.5 Revestimento entérico de comprimidos sub-revestidos

O revestimento entérico dos comprimidos sub-revestidos foi efectuado para evitar a libertação de omeprazol magnésio no meio ácido gástrico, uma vez que o omeprazol é instável ao pH gástrico. A composição do spray de revestimento entérico é a indicada na tabela 4.

Para o revestimento entérico, a composição do quadro 4 foi pesada com exatidão e o Kollicoat MAE 30 DP e o propilenoglicol foram primeiro dissolvidos numa quantidade especificada de água, seguida de agitação. Os parâmetros da máquina são os indicados no quadro 5.

Quadro 4: Composição dos materiais de revestimento entérico

Ingredient	Parts by Weight, G	Composition, %
Kollicoat MAE 30 DP*	1680.0	70.0
Propylene Glycol	100.8	4.2
Water	619.2	25.8

***O KOLLICOAT MAE 30 DP é um copolímero de ácido metacrílico**

Quadro 5: Parâmetros do processo a controlar durante o revestimento entérico

Process Parameters	Set Limit
Pan Speed	2 RPM
Inlet air temperature	50°C±5°C
Outlet air temperature	30°C±5°C
Air volume	360 m2/h
Nozzle diameter	1.0mm
Atomizing air pressure	2.0bar
Spraying rate	30 – 35g/min (1.5ml/Min)
Coating level	3%

3.6 Avaliação de comprimidos revestidos

Os comprimidos com revestimento entérico de omeprazol foram avaliados quanto à variação de peso, espessura, diâmetro, dureza, friabilidade e tempo de desintegração, de acordo com a Farmacopeia USP [ ]. As formulações foram avaliadas através do teste de uniformidade do conteúdo e do teste de dissolução com o aparelho USP Tipo I Basket a 100 RPM em 900 ml de HC1 0,1 N durante 120 minutos e depois em tampão fosfato de 6,8 durante 60 minutos [7].

3.7 Análise de dados

Os dados foram analisados estatisticamente através da análise de variância de uma via (ANOVA) e do teste T de Student.

CAPÍTULO 4

4.0 RESULTADOS

4.1. Caraterísticas físicas

4.1.1 Propriedades micrométricas

Os resultados dos estudos micrométricos, tal como apresentados no Quadro 6, mostraram que o rácio de Hauser era de 1,2 e o índice de Carr era de 17,5%, o que indica que o omeprazol magnésio tem propriedades de compressibilidade e fluidez razoáveis, respetivamente. Por conseguinte, é importante melhorar as propriedades de fluidez e compressibilidade. [7].

Quadro 6: Propriedades micrométricas do omeprazol magnésio

Sample	Bulk Density	Tapped Density	Carr`s Index	Hauser`s ratio
Omeprazole Magnesium	0.4g/ml	0.485g/mg	17.5%	1.2

Os resultados da análise granulométrica mostram que o omeprazol magnésio tem um valor D_{50} de 100 pm, que se situa no intervalo de 90 a 125 pm, o que indica que o omeprazol magnésio em pó é moderadamente fino [7].

Figura 4: Análise granulométrica Peso cumulativo dos grânulos retidos (%) vs. Curva da dimensão do peneiro (pm)

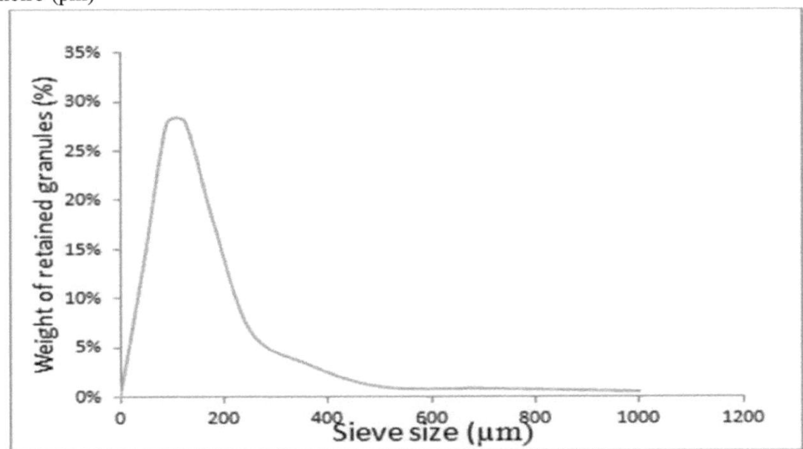

O rácio de Hauser e o índice de compressibilidade obtidos mostraram que a capacidade de escoamento do omeprazol magnésio é razoável. Isto ajudará na seleção e determinação dos excipientes ideais e da quantidade dos excipientes a utilizar. Ou seja, recomenda-se a utilização de cerca de 0,07% de estearato de magnésio para melhorar a fluidez do pó durante a formulação.

A fluidez e a compressibilidade do pó de omeprazol magnésio indicam que o pó é adequado tanto para a compressão direta como para o método de granulação húmida, dependendo dos outros excipientes utilizados com as respectivas quantidades.

Nos estudos de compatibilidade entre fármacos e excipientes e na observação física, não se observou qualquer interação significativa entre fármacos e excipientes, exceto no caso da mistura de omeprazol e aerossil 200, que apresentou uma alteração da cor nas três condições. Assim, a partir do estudo, concluiu-se que o Omeprazol magnésio com outros excipientes eram compatíveis entre si, tal como os resultados são apresentados na **Tabela 7.**

Quadro 7: Aspeto das amostras nas condições A, B e C

	Condition A (Room Temperature, Plastic bottle closed						**Condition B (Climatic Chamber, Plastic Bottle Opened)**						**Condition C (Oven, Plastic Bottle closed**					
Days	0	3	8	30	60	90	0	3	8	30	60	90	0	3	8	30	60	90
Samples																		
Omep Mg	w	w	w	w	w	w	w	w	w	w	w	w	w	w	w	w	w	w
Omep Mg: SLS	w	w	w	w	w	w	w	w	w	w	w	w	w	w	w	w	w	w
Omep Mg: Lactose	w	w	w	w	w	w	w	w	w	w	w	w	w	w	w	w	w	w
Omep Mg: Avicel PH 101	w	w	w	w	w	w	w	w	w	w	w	w	w	w	w	w	w	w
Omep Mg: Starch	w	w	w	w	w	w	w	w	w	w	w	w	w	w	w	w	w	w
Omep Mg: Water Aerosil	w	D. P	D. P	P	P	P	w	D. P	D. P	D. P	B	B	w	D. P	D. P	L.P	L. P	L. B
Omep Mg:	w	w	w	w	w	w	w	w	w	w	w	w	w	w	w	w	w	w
Mg Stearate																		
Omep Mg: All excipients	w	L. P	L. P	L. P	L. P	L. P	w	L. P	L. P	L. B	L. B	L. B	w	L. P	L. P	O. W	O. w	O. w

Legenda: W - Branco, D.P - Roxo escuro, L.P - Roxo claro, L.B - Castanho claro, O.W - Branco

4.1.2 Teor de humidade

Os valores do teor de humidade através do método de perda por secagem permitiram observar que a quantidade de humidade presente em todas as amostras submetidas às três condições diferentes de armazenamento não era constante e que a variação não seguia qualquer tendência específica à medida que os dias avançavam.

A alteração deveu-se provavelmente ao ambiente circundante nesse dia e hora específicos em que as amostras estavam a ser analisadas para a determinação do teor de humidade. Assim, observou-se uma variação no teor de humidade, mas que não seguiu qualquer tendência com a progressão dos dias. **A Tabela 8** indica a comparação do teor de humidade nas amostras em diferentes condições de A, B e C.

Quadro 8: Teor de humidade das amostras nas condições A, B e C

Conditions	A (Room Temperature, Plastic bottle closed					B (Climatic Chamber, Plastic Bottle Opened)					C (Oven, Plastic Bottle closed)				
Days	3	8	30	60	90	3	8	30	60	90	3	8	30	60	90
Samples															
Omep Mg	4.5	5.5	7.9	1.4	2.8	6.1	6.4	5.6	5.4	7	2.6	5.6	6.8	2.8	4.2
Omep Mg: SLS	2.1	3.9	4.2	2.6	2.8	5.7	6.8	3.8	4.1	6.8	2.7	5.6	5.5	1.4	2.8
Omep Mg: Lactose	2.5	1.4	3.8	2.7	2.7	6.9	6.6	10.5	3.8	4	2.8	5.6	4.2	4.2	10.8
Omep Mg: Avicel PH 101	3.9	5.6	4.2	4.2	2.8	6.7	6.8	8	7	6.6	2.7	5.1	5.7	4.1	5.5
Omep Mg: Starch	5.6	8.3	6.8	5.6	5.4	10.1	6.7	12.9	8.9	5.4	5.6	7.5	6.8	2.8	2.8
Omep Mg: Water Aerosil	2.7	6.7	5	5.5	4.2	7.1	7	7.6	5.3	6.2	2.9	5.4	6.7	4.1	6.8
Omep Mg: Mg Stearate	1.3	4	5.2	4.2	1.4	4	4.1	9	4.2	7	3.7	2.8	8.8	4.2	4.1
Omep Mg: All excipients	4.1	6.8	5.6	5.5	4.2	5.4	5.7	8.2	7	7.1	5.2	7.1	14.1	4.2	6.1

4.1.3 Espectro de absorção no infravermelho próximo

Dos espectros de absorção (Omeprazol Mg isolado, Omeprazol Mg: Laurilsulfato de sódio, Omeprazol Mg: Lactose, Omeprazol Mg: Avicel pH 101 e Omeprazol Mg: Amido, Omeprazol Mg: Estearato de magnésio) apresentados nas Figuras 4-9, respetivamente, pode observar-se que os espectros se sobrepõem uns aos outros e que os picos e vales caem em conjunto com os espectros de referência em diferentes comprimentos de onda das amostras sujeitas às três condições ao longo do período de 90 dias. Não há alterações significativas na natureza dos padrões de absorção e as pequenas alterações observadas nos espectros resultam da variação da humidade nas amostras.

Figura 5: Espectros de absorção NIR do omeprazol de magnésio com lauril sulfato de sódio

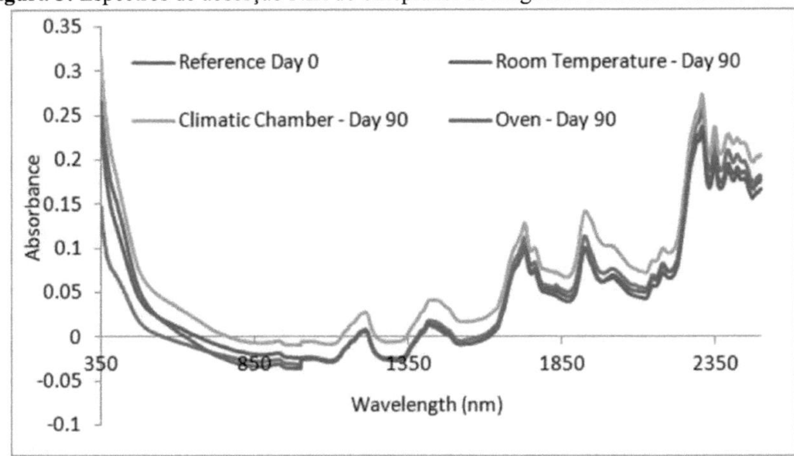

Figura 6: Espectros de absorção NIR para Omeprazole Mg com Aerosil 200

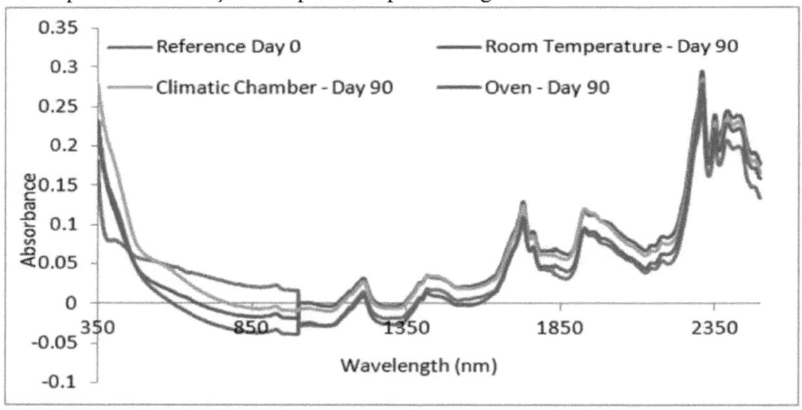

Figura 7: Espectros de absorção NIR do Omeprazol magnésio com todos os potenciais excipientes

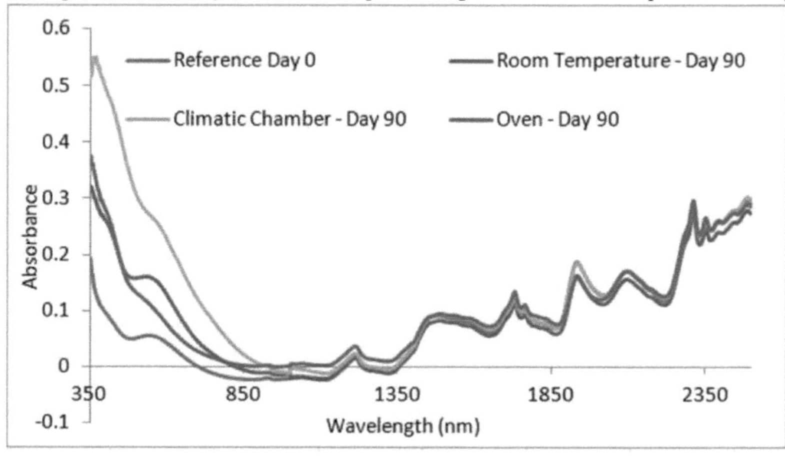

Por inspeção visual dos espectros, não se verificam alterações significativas nos espectros a partir do comprimento de onda de 350-2500 nm, que inclui a região do visível (350-700 nm) e a região do infravermelho próximo (800-2500 nm), mas o infravermelho próximo importante varia entre 1100 e 2500 nm, uma vez que as bandas fortes (1100-2500 nm) estão relacionadas com sobretons e combinações de vibrações fundamentais de OH, NH e CH presentes nas moléculas de omeprazol.
O espetro de referência no dia zero estava dentro e entre os outros espectros, mostrando que não houve alteração no Omeprazol Mg sozinho e com os excipientes quando submetido a diferentes condições por um período de 90 dias.
Não se observou qualquer mudança de aspeto ou de cor nestas amostras desde o dia 0 até ao dia 90 e todas elas permaneceram completamente brancas, o que é verificado a partir dos espectros, que não houve qualquer tipo de mudança nos espectros de absorção, mesmo na região visível de 350-800nm, pelo que não se observou qualquer mudança de cor nas amostras.
A partir dos espectros de absorção do Omeprazole magnesium com aerosil 200, ou seja, a Figura 10, verifica-se uma alteração na natureza e na absorção dos espectros de 350-1000 nm, que era principalmente a região visível do espetro, pelo que se observa uma alteração da cor nas amostras, como se pode ver nos resultados do aspeto.
Os espectros das amostras mantidas na câmara climática foram os que mais se desviaram em termos de absorção em relação ao dia zero (espetro de referência) e é por isso que a maior parte da mudança de cor foi observada nestas amostras, ou seja, Branco>Púrpura escuro>Castanho escuro durante o período de 90 dias.
A mudança de cor também foi observada na amostra mantida no forno de Branco>Púrpura escuro>Púrpura claro>Castanho claro e isto é verificado pela mudança dos espectros de absorção na região visível durante o período de 90 dias.
Foi observada uma mudança de cor, mesmo em amostras mantidas à temperatura ambiente, de Branco>Púrpura escuro>Púrpura e pode ser seguida com as mudanças observadas nos espectros de absorção na região do visível.
Na amostra mantida na câmara climática e no forno, há uma mudança na natureza dos espectros observados no comprimento de onda de cerca de 500-550 nm, que pode ser devida ao aquecimento das amostras, isto é, 40 °C na câmara climática e 50 °C no forno. Estas alterações de natureza não foram observadas em amostras mantidas à temperatura ambiente. A mudança é devida ao aquecimento tanto na câmara climática como no forno.
Foram observadas alterações de cor nas amostras sujeitas às três condições, correspondendo a alterações nos espectros de absorção na região do visível, mas não foram observadas alterações significativas na importante região do infravermelho próximo (1100-2500 nm). A cor das amostras estava a mudar, ou seja, mudanças físicas, mas nenhuma mudança na estrutura do omeprazol, como se pode observar que

os espectros se sobrepõem uns aos outros e os picos e depressões caem juntos na importante região do infravermelho próximo ao longo do período de 90 dias. A mudança de cor deveu-se à reação entre o magnésio e o aerossil 200.
Os espectros de absorção para a mistura de Omeprazol magnésio com todos os potenciais excipientes utilizados para os estudos de compatibilidade, as alterações nos espectros de absorção foram observadas apenas na região visível (350-800nm) em todas as três condições diferentes, o que também levou à mudança de cor nas amostras à medida que os dias progrediam do dia 0 ao dia 90 e esta mudança de cor é devida ao excipiente aerosil 200 que reagiu com a parte de magnésio do omeprazol magnésio para formar siliceto de magnésio, que é de cor púrpura.
Os espectros de absorção na região do infravermelho próximo sobrepõem-se uns aos outros e os picos e vales caem juntos. O espetro de referência (espetro do dia 0) foi encontrado entre outros espectros na região do infravermelho próximo. Isto mostra que não existe interação entre o omeprazol e os excipientes. Isto mostra que o aerosil 200 é incompatível com o omeprazol magnésio e deve ser evitado na fase de formulação.

4.1.4 Ensaio

Os resultados do ensaio na **Tabela 8** mostraram que não houve alterações significativas na concentração de omeprazol magnésio do dia 0 ao dia 90, o que indica que o omeprazol magnésio é estável quando sujeito a condições de temperatura e humidade diferentes. Por conseguinte, o excipiente selecionado pode ser utilizado para formular comprimidos de omeprazol estáveis. Isto também indica que o omeprazol é compatível quando misturado com todos os excipientes selecionados, uma vez que a concentração de omeprazol não se alterou significativamente do dia 0 ao dia 90.
As caraterísticas físicas deste ingrediente farmacêutico ativo, ou seja, o omeprazol magnésio, estão em conformidade com as normas da farmacopeia dos EUA no que diz respeito à fluidez, que é razoável, e o pó é muito fino, pelo que podem ser utilizados outros excipientes para formular o comprimido, tendo em conta a finura e a fluidez do pó de omeprazol magnésio.
A partir das caraterísticas físicas do Omeprazol magnésio acima referidas, podem ser selecionados excipientes adequados com as respectivas quantidades para a formulação completa dos comprimidos de Omeprazol magnésio. Mesmo o método de formulação, que é a compressão direta, a granulação seca ou húmida, pode ser selecionado tendo em conta as caraterísticas físicas do omeprazol magnésio e os excipientes utilizados.
Verificou-se que todos os potenciais excipientes utilizados neste estudo para determinar a compatibilidade com o omeprazol de magnésio eram compatíveis, ou seja, o lauril sulfato de sódio, a lactose, o Avicel pH 101, o amido, o Water aerosil 200 e o estearato de magnésio eram quimicamente compatíveis com o omeprazol de magnésio em pó quando sujeitos a diferentes condições.

No entanto, o Water aerosil 200, que foi misturado com o omeprazol de magnésio, apresentou alterações físicas, ou seja, alterações de cor, quando sujeito a todas as condições, mostrando alguma incompatibilidade com o omeprazol de magnésio em pó. O omeprazol magnésio em pó não sofreu alterações quando sujeito a condições de stress de temperaturas e humidade relativa mais elevadas.
Não se verificou uma tendência específica na variação da humidade com a progressão dos dias e esta variava em função do ambiente a que estava exposta. No entanto, estava a causar alterações de absorção nos espectros do infravermelho próximo e, por conseguinte, alguns espectros desviaram-se dos espectros de referência.
Em conclusão, as caraterísticas físicas, ou seja, a fluidez e a finura do pó de Omeprazol magnésio, estão em conformidade com a Farmacopeia dos EUA.
Todos os excipientes (lauril sulfato de sódio, lactose, Avicel pH 101, amido, estearato de magnésio) utilizados neste estudo foram compatíveis com o omeprazol magnésio, exceto o aerossol de água 200, que mostrou alguma incompatibilidade devido à alteração da cor. O omeprazol magnésio em pó também foi estável quando sujeito a testes de tensão.
O omeprazol magnésio em pó pode ser utilizado na formulação de comprimidos de omeprazol devido às suas caraterísticas físicas e estabilidade, juntamente com os seguintes excipientes: Lauril Sulfato de Sódio, Lactose, Avicel pH 101, Amido, Estearato de Magnésio que mostraram compatibilidade com o omeprazol magnésio em pó.

4.1.5 Resultados dos comprimidos formulados

Todas as propriedades físicas estudadas estavam dentro do intervalo aceitável com uma variação estreita e cumpriam as especificações da farmacopeia tanto para o núcleo como para os comprimidos revestidos. Os parâmetros testados foram o diâmetro, a dureza, a friabilidade e a variação de peso. Verificou-se que a forma e o tamanho dos comprimidos de todos os lotes se encontravam dentro dos limites aceitáveis. Para os comprimidos com núcleo, o diâmetro de todos os comprimidos varia entre 9,37 e 9,39 mm e a dureza de todas as formulações situa-se no intervalo de 66 a 68 N. Todas as formulações passam o teste de friabilidade, uma vez que a percentagem de perda de peso se situa dentro do limite da farmacopeia, ou seja, NMT 1%. A variação de peso e o teor de fármaco de todas as formulações estavam dentro dos limites aceitáveis.
Para os comprimidos revestidos, foram selecionados três lotes e cada um foi dividido em dois lotes, ou seja, OME 001, OME 002 e OME 003 divididos em OME 001A, OME 001B, OME 002A, OME 002B, OME 003A e OME 003B. Onde os A eram de sub-revestimento I e os B eram de sub-revestimento II. Houve um aumento de peso de 3 a 4% do polímero entérico. A espessura e o diâmetro de 20 comprimidos revestidos de cada formulação foram determinados utilizando a máquina ERWEKA TBH e o

valor médio foi calculado e avaliado de acordo com a USP 30. A dureza dos comprimidos varia de 67N a 73N. A variação da espessura e do diâmetro foi observada como sendo mínima.

A percentagem de friabilidade dos comprimidos varia entre 0,339 e 0,468%, o que se situa num intervalo aceitável. A percentagem de conteúdo de fármaco dos comprimidos formulados quando testados foi de 100,1% a 105,9%, o que está dentro da especificação. Os resultados não revelaram diferenças significativas. Os resultados da avaliação dos comprimidos do núcleo estão resumidos na **Tabela 6.**

4.1.6 Ensaios de controlo de qualidade durante o processo (IPQC) de pastilhas de núcleo

Os comprimidos foram preparados pela técnica de compressão direta. Os resultados dos testes de controlo de qualidade durante o processo estão listados na **Tabela 9** e demonstraram que resistem ao manuseamento sem se partirem e não são tão duros que o tempo de desintegração possa ser prolongado. Por conseguinte, todos os lotes são considerados como comprimidos nucleares optimizados para experiências posteriores.

Quadro 9: Teste de avaliação dos comprimidos de Omeprazole Core

Batches	Diameter (mm)	Thickness (mm)	Friability(%)	Hardness (N)	Weight uniformity (mg)	Assay(%)	Disintegration time (Min)
OME 001	9.37 ±0.03	4.28± 0.11	0.369	66.75	221.55±6	**105.2**±1.1	**NMT 5**
OME 002	9.37 ±0.03	4.28± 0.14	0.387	59.9	221.55±5	**104.5**±1.1	**NMT6**
OME 003	9.38 ±0.05	4.28± 0.11	0.339	67	221.55±5	**105.2**±1.1	**NMT 5**
OME 004	9.38 ±0.05	4.28± 0.11	0.350	70	221.55±5	**105.9**±0.1	**NMT 7**
OME 005	9.37 ±0.03	4.28± 0.11	0.386	68	221.55±6	**99**±1.1	**NMT6**
OME 006	9.37 ±0.03	4.28± 0.11	0.370	60	221.55±7.	**99** ±1.1	**NMT 5**

NB: Todos os valores são expressos como média ± DP (n=20)

4.1.7 Avaliação de comprimidos revestidos

Foram selecionados três lotes e cada um foi dividido em dois lotes, isto é, OME 001, OME 002 e OME 003 divididos em OME 001 A, OME 00IB, OME 002A, OME 002B, OME 003A e OME 003B. Os A eram sub - revestidos I e os B eram sub - revestidos II. Verificou-se um aumento de peso de 3 - 4% do polímero entérico.

A espessura e o diâmetro de 20 comprimidos revestidos de cada formulação foram determinados utilizando a máquina ERWEKA TBH e os valores médios foram calculados e avaliados de acordo com a USP 30. A dureza dos comprimidos varia de 67N a 73N. A variação da espessura e do diâmetro foi observada como sendo mínima.

A percentagem de friabilidade dos comprimidos varia entre 0,339 e 0,468%, o que é aceitável, e a percentagem do teor de fármaco dos comprimidos formulados é de 100,1% a 105,9%, o que está dentro das especificações. Os resultados não revelaram diferenças significativas. Os resultados da avaliação dos comprimidos do núcleo estão resumidos na **Tabela 10.**

O teste de desintegração mostra que, em cada lote testado, a camada de revestimento entérico permaneceu intacta em todos os seis comprimidos em HC1 0,1N durante 2 horas, mas foram observados poucos sinais de fissuração e pouco inchaço. A camada de revestimento entérico dos comprimidos começou a absorver o meio alcalino do tampão fosfato pH 6,8 e foi completamente removida após aproximadamente 30 minutos e, posteriormente, os comprimidos foram completamente dissolvidos em 50 minutos.

Table 10: Resultados da avaliação dos comprimidos revestidos

IPQC Parameters	OME 001A	OME 001B	OME 002A	OME 002B	OME00 3A	OME 00 3B
Diameter (mm)	9.4±0.05	9.42±0.05	9.38±0.05	9.3±0.05	9.41±0.06	9.48±0.06
Thickness(mm)	5.77±0.11	5.78±0.11	6.02±0.10	6.0±0.10	5.97±0.11	5.90±0.11
Friability (5)	0.369	0.387	0.339	0.350	0.468	0.384
Hardness (N)	69	70	67	73	68	72
Weight uniformity	229.6±10	231.3±10	231.1±10	231.9±10	231.8±10	231.7±10
Assay (%)	105.2±1.1	104.5±0.0	105.5±0.1	105.9±0.1	100.1±0.3	100.1±0.3

NB: todos os valores são expressos em média ± DP (n=20)

Tabela. 11: Perfil do ensaio de desintegração

	OME 001A	OME 001B	OME 001C	OME 002A	OME 002B	OME 003B
A) Coating layer release(Min)	34	36	37	29	30	35
B) Complete disintegration Time (Min)	57	54	53	53	52	50

4.1.8 Libertação do fármaco in vitro

Os estudos *de dissolução in vitro* foram efectuados para todas as formulações utilizando o aparelho USP tipo II de teste de dissolução de comprimidos, utilizando o tipo de pá a 100 rpm, utilizando 900 ml de HC1 0,1N e 900 ml de tampão fosfato pH 7,4 como meio de dissolução. A libertação do fármaco foi avaliada utilizando espetroscopia UV.

A dissolução in vitro de todos os lotes formulados (ou seja, OME 001 A, OME 002A, OME 003A, OME 00IB, OME 002B e OME 003B) foi estudada em HC1 0,1N durante 2 horas e 1 hora em tampão fosfato pH 6,8. Os resultados observados mostram que, para todos os lotes, houve resistência física ao meio ácido com poucos sinais de fissuração e inchaço e o fármaco libertado após duas horas estava dentro do limite especificado **(Tabela 12).**

Tabela 12: Perfil do ensaio de dissolução

Percentage of drug release (%)	OME 001A	OME 002A	OME 003A	OME 001B	OME 002B	OME 003 B
a) 0.1N HCL within 2 Hrs	0.00	0.00	0.00	0.00	0.00	0.00
b) Phosphate buffer pH 6.8 after 2 Hrs						
02:10	34.07	22.18	23.08	68.9	70.20	93.0
02:20	52.99	35.88	37.07	78.8	79.23	95.0
02:40	72.03	52.78	53.57	90.25	91.45	98.3
02:50	86.5	77.05	78.68	98.9	99.1	101.3
03:00	98.8	99.1	99.3	100.82	101.3	102.4

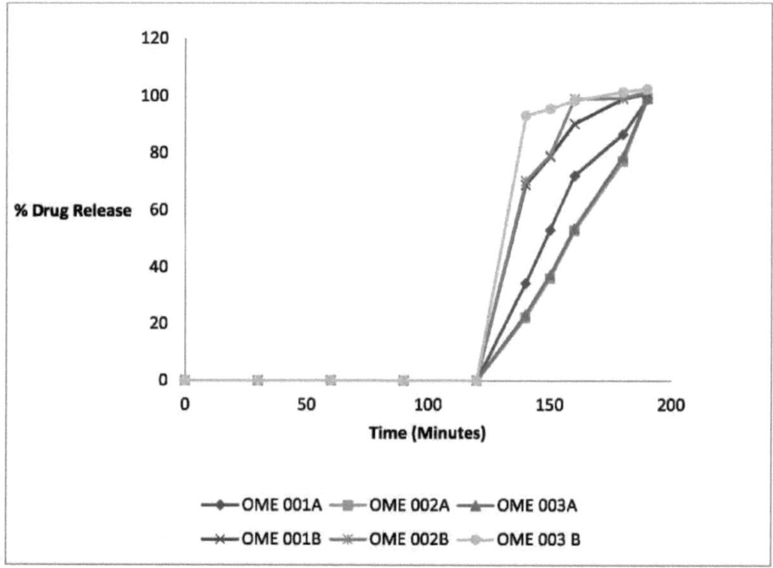

Figura 8: Perfil de libertação do fármaco dos comprimidos com revestimento entérico de omeprazol formulados em HC1 0,1N e tampão fosfato 7,4

Por conseguinte, todos os lotes foram selecionados como lotes optimizados porque mostraram uma melhor libertação do fármaco, apesar de a formulação sub-revestida com solução Opadry ter um melhor perfil de dissolução, ou seja, OME 001 - 003A, e ter consumido uma menor concentração de polímero de revestimento entérico.

4.1.9 Comparação do genérico desenvolvido de omeprazol magnésio com revestimento entérico com os produtos comercializados.

Os lotes selecionados, ou seja, OME 001 e OME 002, foram comparados com Pilorsec cápsulas 20mg e Losec Mups 20mg. As cápsulas de Pilorsec foram retiradas do estudo depois de as cápsulas se terem dissolvido imediatamente no ácido e de se ter verificado que o omeprazol em pó e o bicarbonato de sódio estavam presentes nas cápsulas sem qualquer proteção. O tempo de desintegração e o perfil de libertação das formulações selecionadas e do Losec são apresentados na **Tabela 13.** A partir dos resultados, concluiu-se que os produtos genéricos formulados tinham um perfil de desintegração, um teor de fármaco e uma percentagem de libertação semelhantes aos do produto comercializado.

Tabela 13: Perfil do ensaio de dissolução

Time (Minutes)	0	30	60	90	120	130	140	150	160	180	190
OME 001A	0	0	0	0	0	23.75	34.07	52.99	72.03	86.5	98.8
OME 001B	0	0	0	0	0	54.2	68.9	78.8	90.25	98.9	100.82
Losec Mups	0	0	0	0	0	25.4	66.7	87.5	92.6	98	99.3

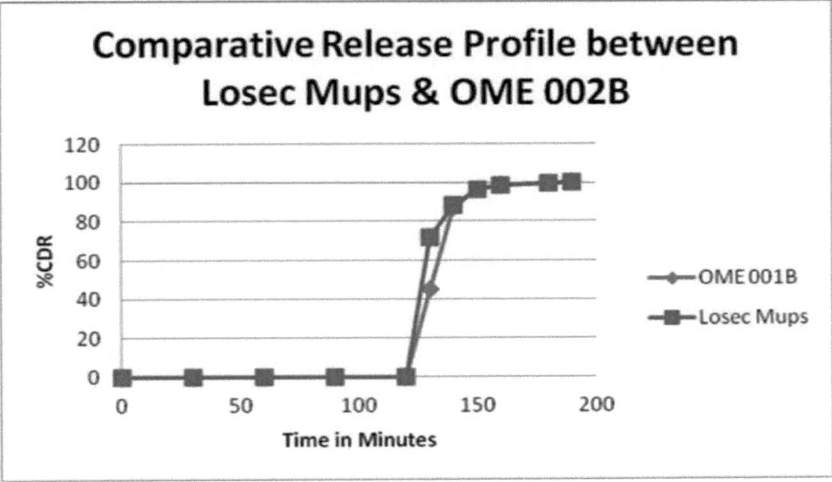

Figura 9: Perfil de libertação comparativo entre Losec Mups, OME 001A e OME 001B

4.1.10 Estudos de similaridade e dissimilaridade

O fator de semelhança (valor f2) e o fator de dissemelhança fl foram calculados utilizando a equação de semelhança através de uma abordagem independente de modelo simples para comparar o perfil de dissolução entre os produtos formulados OME 001A e OME 002B e o produto comercializado Losec MUPS 20mg[40] . As equações utilizadas foram as seguintes

1. $F_1 = \{[S_{t=1}^{n} (R_t\text{-}T_t)]/[S_{t=1}^{n} R_t]\}*100$

2. $F2 = 50.\log\{[1+(1/n)S^{t=1n} (Rt\text{-}Tt)^2]^{-0.5}*100\}$

Utilizando a fórmula [41] , calculou-se o valor de F2, que foi de 61 para a OME 001A e 54 para a comparação com a OME 002B. Por conseguinte, os valores f2 asseguram a semelhança ou a equivalência das duas curvas. Os valores fl respectivos foram de 4 e 5, respetivamente. Utilizando os valores médios de dissolução das duas curvas em cada intervalo de tempo, o fator de diferença fl e o fator de semelhança f_2 foram calculados utilizando as equações acima. Os resultados mostram que as curvas são semelhantes porque fi é próximo de zero, ou seja, entre 0 e 15, e os valores de f2 são próximos de 100 porque os valores são superiores a 50.

CAPÍTULO 5

5.0 DISCUSSÃO E CONCLUSÃO

As caraterísticas físicas do ingrediente farmacêutico ativo, ou seja, o pó de omeprazol de magnésio, neste estudo, estão em conformidade com a Farmacopeia dos EUA e, por conseguinte, podem ser utilizadas na formulação de comprimidos de omeprazol. No entanto, outras caraterísticas físicas do omeprazol magnésio também podem ser estudadas e comparadas com as normas da Farmacopeia dos EUA para verificar a sua conformidade.

Os seguintes excipientes: laurilsulfato de sódio, lactose, Avicel pH 101, amido e estearato de magnésio são compatíveis com o omeprazol magnésio, pelo que podem ser utilizados na formulação de comprimidos de omeprazol.

No entanto, o Water aerosil 200, embora quimicamente compatível, uma vez que não mostrou qualquer degradação do omeprazol, mas causou alterações de cor quando misturado com omeprazol de magnésio, deve ser evitado na formulação de comprimidos de omeprazol.

Outros potenciais excipientes podem também ser estudados quanto à sua compatibilidade com o omeprazol magnésio e, se forem considerados compatíveis, podem também ser utilizados na formulação de comprimidos de omeprazol nas quantidades necessárias, tendo em conta as caraterísticas físicas do omeprazol magnésio.

O objetivo deste estudo foi desenvolver comprimidos de omeprazol magnésio com revestimento entérico. O revestimento branco Opadry (HPMC) **(Sub-revestimento I)** e uma mistura de pó de celulose, óxido de magnésio leve, estearato de magnésio e álcool absoluto **(Sub-revestimento II)** foram utilizados para o sub-revestimento. O revestimento entérico foi efectuado com êxito utilizando Kollicoat® MAE 30 DP (copolímeros de ácido metacrílico/acrilato de etilo), que é uma dispersão aquosa.

A libertação controlada e localizada de fármacos no intestino pode ser conseguida através do revestimento entérico. Até agora, a conceção de comprimidos com revestimento entérico tem permanecido empírica, em parte devido à falta de uma descrição quantitativa da cinética de libertação do fármaco (Ozturk et al., 1998; El-Mahrouk Gounda, 1998). Assim, qualquer formação incompleta da película, causada por temperaturas de revestimento demasiado altas ou demasiado baixas, pode resultar em revestimentos altamente permeáveis (Petereit, Weisbrod, 1999).

Alguns comprimidos foram revestidos suavemente para alguns comprimidos sem quaisquer defeitos físicos visíveis, tais como efeito de casca de laranja, lascas, aderência e outras falhas. Durante o revestimento, certos parâmetros requerem grande cuidado, como a temperatura do recipiente de revestimento e a taxa de pulverização das soluções de revestimento. Se não forem mantidos corretamente, podem afetar a suavidade e a uniformidade do revestimento. Notou-se também que os parâmetros do processo de potencial importância, incluindo a concentração de plastificante, a temperatura da bandeja de revestimento e a taxa de pulverização da solução de revestimento têm efeitos sobre a rugosidade dos comprimidos revestidos. Em taxas de pulverização baixas, a temperatura afecta a rugosidade dos comprimidos revestidos e, em taxas de pulverização mais elevadas, uma temperatura mais elevada conduz a películas lisas.

Também foi observado que as variáveis do processo, tais como o fluxo de ar de entrada, a velocidade da panela, a temperatura do ar de entrada, o tempo de revestimento, a pressão de atomização e a pressão do ventilador. De acordo com **Krogars et al, 2000; e Rage, Garmise,** 2003, a velocidade da panela e a duração do revestimento foram identificadas como variáveis que afectam significativamente a uniformidade do conteúdo. Foi demonstrado que podem ser obtidas taxas mais baixas de libertação de fármaco dos comprimidos revestidos utilizando uma temperatura de entrada de ar elevada e uma taxa de pulverização baixa da dispersão polimérica durante o revestimento. O aumento da temperatura durante vários períodos de tempo para remover a água e o solvente do produto afecta as propriedades do produto final **(Frisbee, Metha, McGinity, 2002).**

Foi considerado um processo de sub-revestimento com o objetivo de proteger a interação entre a substância medicamentosa e o polímero de revestimento. Neste estudo, um dos sub-revestimentos utilizados no sub-revestimento I foi o Opadry white e o outro foi uma mistura de celulose em pó, óxido de magnésio leve, estearato de magnésio e álcool absoluto, resultando ambos em comprimidos lisos com uma resistência mecânica melhorada.

Tanto o sub-revestimento como os materiais de revestimento são sistemas poliméricos totalmente formulados, cujo processo de mistura consiste numa simples adição de água ou solventes como o álcool absoluto, o que requer pouco esforço e tempo. A peneiração também foi efectuada para garantir que não restavam partículas de polímero na dispersão que pudessem resultar em bloqueios de pistolas. Ambas as dispersões foram agitadas durante o revestimento para evitar a sedimentação e a coalescência das partículas.

O estudo também demonstra que os comprimidos com revestimento entérico de omeprazol podem ser direcionados com sucesso para o intestino através da utilização de polímeros dependentes do pH. A eficiência do revestimento foi determinada submetendo os comprimidos revestidos ao pH gástrico e a libertação do fármaco foi analisada por um espetrofotómetro.

Foram efectuados outros parâmetros físicos, como a dureza. A dureza de 20 comprimidos revestidos foi medida utilizando um aparelho de teste de dureza e verificou-se que estava em conformidade com as especificações. Os resultados do teste de dureza estão de acordo com os resultados relatados por **Bushra et al, 2010,** segundo os quais os comprimidos utilizados num processo de revestimento funcional devem ser suficientemente robustos para suportar o stress mecânico e devem apresentar um potencial muito baixo de erosão e lascamento dos bordos. Qualquer defeito no núcleo da pastilha pode resultar numa fraqueza localizada da película funcional.

Depois de revestir os comprimidos sub-revestidos, verificou-se um aumento de peso de cerca de 3 a 4% do polímero entérico, o que mostra uma libertação insignificante do fármaco em HCl 0,1N durante duas horas, seguido de colocação num tampão fosfato com pH 6,8 no espaço de 60 minutos

Em conclusão, a intenção do estudo era preparar comprimidos de Omeprazol magnésio 20mg com revestimento entérico utilizando Kollicoat® MAE (copolímeros de ácido metacrílico/acrilato e os sub-revestimentos (I & II) que impedem a libertação do medicamento no estômago. Após alguns problemas, o resultado foram comprimidos coloridos com um revestimento muito suave e sem defeitos visíveis. Os resultados da dissolução e da desintegração mostram que existe uma forte resistência aos ácidos e que o fármaco foi libertado livremente numa solução de tampão fosfato com pH 6,8.

CAPÍTULO 6

6.0 RECOMENDAÇÕES

Com base na conclusão acima, são dadas as seguintes recomendações ao Governo e ao MUHAS, particularmente à Escola de Farmácia (SOP), para garantir que as indústrias e os jovens profissionais se interessem pelo estudo do desenvolvimento de formulações farmacêuticas e trabalhem nas indústrias.

Uma vez que o desenvolvimento e a criação de laboratórios de I&D são muito dispendiosos, o governo deveria pensar em criar um Instituto Nacional de Investigação e Desenvolvimento Farmacêutico em países como a Índia, a China e a Nigéria. Deste modo, as indústrias locais serão incentivadas a investir no desenvolvimento de produtos antes de os fabricarem, o que reduzirá as probabilidades de haver produtos com defeitos de qualidade no mercado.

A TFDA deve impor e estimular todas as indústrias locais ou investidores privados a disporem de laboratórios de I&D como parte do cumprimento das Boas Práticas de Fabrico (BPF), pelo que a indústria terá interesse em ver como os novos medicamentos são descobertos, testados e vendidos.

A direção do MUHAS e a SOP devem apoiar o laboratório de I&D em termos de equipamentos e produtos químicos, para que os estudantes sejam encorajados e desenvolvam interesse em estudar e fazer investigação.

Deve ser efectuado um estudo adicional para avaliar a estabilidade da formulação e realizar estudos de bioequivalência para comparar com os produtos inovadores.

6.1 LIMITAÇÕES DO ESTUDO

Devido ao atraso na chegada dos materiais e à avaria dos equipamentos, ao pouco orçamento atribuído à investigação, o estudo não foi realizado como previsto, pelo que não foram efectuados estudos de estabilidade.

REFERÊNCIAS

lancet, 27 de novembro de 1982, p 1223 - 122

[2]Wurster, D.E. (Fundação de Investigação Wisconsin Almini): Patente dos E.U.A. 2,648,609 (1953)

[3]Sonnedecker, G., et al: Pharm. Technol., 4:77, 1980

[4]Anroop B Nair et al, Formulation and evaluation of enteric coated tablets of Proton Pump Inhibitors Formulations, Journal of Basic and Clinical Pharmacy, Vol - 001, Issue - 004, Sept. - Nov 2010, Pg. 215 - 221.

[5]K. Mader et al, Development and Stability studies of Enteric Omeprazole formulations based on Kollicoat® MAE Polymers, BASF Aktiengesellschaft, Development Pharma Ingredients, 67056 Ludwigshafen, Germany.

[6]Davidson A.G & McCallum A. - Um estudo sobre a estabilidade do omeprazol em 13

países. - Drug. Dev. Ind. Pharm.,22,1173-1185,1996
USFDA, "Dissolution Methods For Omeprazole", novembro de 2012, consultado em www.accessdata.fda.gov/scripts/cder/dissolution/dsp resultado da pesquisa Dissolutios.cfrn. o
Tousey M.D: Tablet Coating Basis CSC Publishing, Tablets and Capsules
[9]http: / / www.medicinenet.com/peptic ulcer /Página visitada em 21st de janeiro de 2012
[10]http: / / www.medicinenet.com/peptic úlcera /Página visitada em 21st de janeiro de 2012
"Hardman at al, (1996), *Goodman & Gilman's The Pharmacological Basis of Therapeutics* 9th Edition, McGraw - Hill, A division of the McGraw-Hill Companies, New York.
[12]Hardman at al, (1996), *Goodman & Gilman's The Pharmacological Basis of Therapeutics* 9th Edition, McGraw - Hill, A division of the McGraw-Hill Companies, New York.
[13]Beers at al, (2006) The Merck Mannual of Diagnostic and Therapy, 18th Edição, Merck Research Laboratories, NJ
"Prilling EB", Ibid 1969:50:1245
"Lancet, 27 de novembro de 1982, p 1223 -1224
[16]Anroop B Nair at al, Formulation and evaluation of enteric coated tablets of Proton Pump Inhibitors Formulations (Formulação e avaliação de comprimidos com revestimento entérico de inibidores da bomba de protões), Journal of Basic and Clinical Farmácia, Vol - 001, Issue - 004, Sept. - Nov 2010, Pg. 215 - 221.
[17]Lachman leon et al, The Theory and Practice of Industrial pharmacy 3rd edition, Stipes Publishing L.L.C
[18]Wurster, D.E. (Fundação de Investigação Wisconsin Almini): Patente dos E.U.A. 2,648,609 (1953)
[19]Wurster, D.E. (Fundação de Investigação Wisconsin Almini): Patente U.S. 2,799,241 (1957)

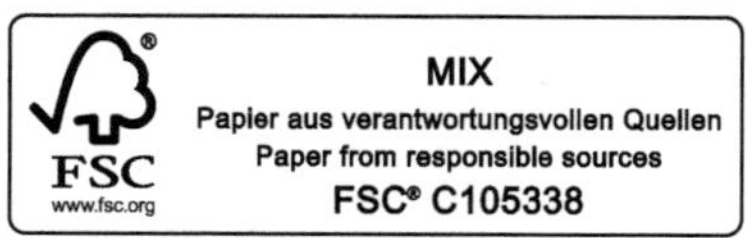

Printed by Books on Demand GmbH, Norderstedt / Germany